上海高校辅导员名师工作室（中医心理）
2015年度上海德育理论研究课题：
中医药文化视域下构建大学生心理健康教育本土化模式的研究（课题批准号：2015-B-007）

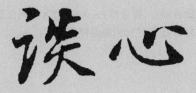

中医名家十讲

主　编：朱惠蓉

副主编：成　琳

　　　　陶思亮

澄心息虑系列丛书

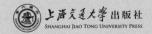

上海交通大学出版社

SHANGHAI JIAO TONG UNIVERSITY PRESS

内容提要

中国传统医学中，蕴含着丰富且系统的调心、养心、疗心的思想、理论和技术，本书编者汇集了多位中医学专家，以 10 个讲座的形式，荟萃了他们对人类心身关系、心理世界和心理问题的认识，对《易经》《黄帝内经》《伤寒论》等经典著作中关于心身问题的解读，以及对现代心身问题解决的建议。

本书立足传统医学，茹古涵今，闳中肆外，对中西医临床工作者、心理治疗师、心理咨询师和中医心理研究者、爱好者都有启发和借鉴作用。

图书在版编目(CIP)数据

谈"心"：中医名家十讲/朱惠蓉主编. —上海：上海交通大学出版社，2018(2020 重印)
ISBN 978 - 7 - 313 - 19447 - 3

Ⅰ.①谈…　Ⅱ.①朱…　Ⅲ.①中国医药学—医学心理学　Ⅳ.①R229

中国版本图书馆 CIP 数据核字(2018)第 106388 号

谈"心"——中医名家十讲

主　　编：朱惠蓉
出版发行：上海交通大学出版社　　　　　地　　址：上海市番禺路 951 号
邮政编码：200030　　　　　　　　　　　电　　话：021 - 64071208
印　　制：上海盛通时代印刷有限公司　　经　　销：全国新华书店
开　　本：710mm×1000mm　1/16　　　印　　张：13
字　　数：219 千字
版　　次：2018 年 8 月第 1 版　　　　　　印　　次：2020 年 9 月第 3 次印刷
书　　号：ISBN 978 - 7 - 313 - 19447 - 3
定　　价：38.00 元

序

近年来,学术界从优秀传统文化中汲取智慧的趋势日益增长。传统中医看待人类心理过程、治疗心理疾病的理论方法与西方临床医学、精神医学、心理学皆不同,其理论闪烁着中华民族独特的生存智慧和文化特色,治疗方法具有简、便、廉、效的特点。现存最早的系统古典医籍《黄帝内经》,蕴含着丰富的心身医学和心理学思想,对现代心理学各大主题,皆有不同程度的相关论述,发展到现在,已形成了较为完整的、具有中国文化特色的中医心理思想体系和一系列行之有效的情志调节方法手段。上海中医药大学的王庆其教授,激励中医心理名师工作室的学员们,学习有关经验,为传播中医药文化、结合中医学和心理学做了示范引领。

对为生理疾患所苦的患者,需明辨寒热、厘分阴阳、补偏救弊,对怀有心理困扰的常人亦应如此。倘若将心理困扰视为"心病",将中医重点着眼于"患病之人",而非"人患之病"的理念用于心理,通过文化熏陶教育,辅以情志调节手法,可调动个体自身能动性,扶正以使阴阳平和,增强身体抵抗力和心理抗挫力;对已为"心病"所扰之人,亦可明辨正虚邪实,结合来访者的先天禀赋和体质气质,讲究施行攻补的时机及力度,培本以调整失衡之阴阳,遏制邪气侵淫,眷护人体之正气,亦可取得良效。

朱惠蓉是我的学生,作为一名优秀的中医肿瘤科医生,她一直关注着患者心理这一领域。好几年前,她就开始关注包括中国台湾、香港在内的本土心理学专家的研究成果,最近几年,因为工作需要,她尝试着把大学的学生工作和中医心理结合起来,不仅自己做、带着队伍做,还以其影响力广邀诸多专家,共同推进有关工作,我以为是可赞赏的。

　　本书除了集合了上海中医药大学王庆其、何裕民、曲丽芳和李兆建的讲演录，还邀请了黑龙江王克勤、北京杨秋莉和山东张伯华这些优秀专家分享其多年来的有关成果，真知灼见凝聚于一本演讲录。相信阅读此书，会让读者对中国优秀的传统文化有更多心理上的联结感，此书将助力于新一代学者们从本民族文化土壤中挖掘和提炼中国人的生命意义和价值取向，汲取能量。在此基础上，若将中医心理较为成熟的理论和技术，用于维护和改善心理健康，集先贤之精华，发前人之未逮，形成规范化、个体化的处置方案，无论是对临床医生还是大学学生工作者，都将具有划时代的意义。

　　希望本书可以帮助中医学者、心理学者、学生工作者开拓思路，成为所有重视中国优秀传统文化读者的一本重要参考资料，祝愿上海中医药大学在中医心理健康教育研究方面取得更大的成绩，为世界做出更大贡献。

　　是为序。

刘嘉湘

2018 年 2 月

　　刘嘉湘，国医大师，上海中医药大学终身教授，龙华医院主任医师、终身教授，博士生导师，首届全国中医传承博士后合作导师，国家中医临床研究基地首席专家，全国中医肿瘤医疗中心主任，上海市中医肿瘤临床医学中心主任，全国老中医药专家学术经验继承工作指导老师，首届上海市名中医，世界中医药学会联合会肿瘤专业委员会副会长，中国中西医结合学会肿瘤专业委员会顾问，中华中医药学会肿瘤分会名誉主任委员，享受国务院政府特殊津贴专家。

前　言

在纽约东北部的撒拉纳克湖畔长眠着一位名叫特鲁多（Edward Livingston Trudeau）的医生，他的墓志铭久久流传于人间，激励着一代又一代的行医人。"*To cure sometimes，To relieve often，To comfort always*"。对这句话最常见的中文翻译是"有时，去治愈；常常，去帮助；总是，去安慰。"词句简短扼要，饱含着对临床心理疏导的深刻理解，帮助着一代一代医学人砥砺前行。

作为一名临床医生，在工作中经常和肿瘤与心理障碍共病的患者打交道。我发现，晚期恶性肿瘤患者中，有30%～50%的患者存在着抑郁症状，而且抑郁常同时伴有焦虑等症状。多年的临床实践，让我越来越领悟到这个道理——"健康的一半是心理健康，疾病的一半是心理疾病"。心理健康同身体健康一样重要，患者的心理状态很大程度上影响着疾病的预后和转归。

同时，作为一名高校的育人工作者，在进行大学"立德树人"教育的过程中，我深刻体会到在中国，大学生心理健康教育应立足于中国优秀传统文化，可以在中医药宝库中挖掘资源，构建大学生心理健康教育的本土模式。

心理健康是一个文化的定义。从心理学流派的发展来看，各理论都有其产生和发展的历史背景，其目的都是运用于实践，解决现实问题。对心理健康教育和咨询工作亦是如此。西方心理学各理论流派都是在历史的浪潮中不断产生、发展、继承、演变、再创新的，是各自时代背景和社会现实的产物。换言之，不同文化下的心理健康教育和咨询都有其助人特色，其理论和技术都有针对其时代和文化的适应性。

对中国的大学生心理健康教育和咨询而言，我们在过去的实践当中，较常用的是西方的理论，习惯于用西方的咨询和治疗方式来解决我们的问题，但若不加变化调整，自然不妥。反观西方高校，其心理健康工作也在与时俱进，剑桥、牛津等大学不断根据现在大学生实际面临的问题以及社会发展，重新创建和更新着理论及技术。

因此，在中国运用西方心理咨询相关理论和方法时，借鉴其系统的理论和实践的经验是很有意义的,但需要注意,是"借鉴"而非单纯的"拿来"!

目前,上海中医药大学正在努力构建以中医药文化为特色的大学生心理健康教育本土模式,我们的工作定位是,着力于心理健康教育和咨询两大方面,将已有的中医心理学理论技术和高校心理健康教育与咨询工作结合,主要服务对象是普通的大学生,让中医服务于高校心理工作。

经过多年探索,不断凝练中国优秀传统文化,在中医药宝库中寻找资源,结合西方方法和理论展开具体研究和实践,我们努力朝着以下三方面发展。

1. "道、学、技"并进,充分挖掘中医药文化中的心身智慧

正如《周易·系辞》所说:"**形而上者谓之道,形而下者谓之器**"。中国古代心理学是传统医学的一个不可替代的分支。中医原创思维源于中国传统文化和古代哲学思想,具有独特的认识论和方法论特点。中医学历来主张"**天人合一**""**神形合一**"的整体观,《黄帝内经·素问》的第一篇《上古天真论》就说:"**上古之人,其知道者,法于阴阳,和于术数,食饮有节,不妄作劳,故能形与神俱,而尽终其天年,度百岁乃去。**"《素问·生气通天论》则有"**阴平阳秘,精神乃治**",即形神俱备,身心健康,精神饱满,可活到"尽终天年"。从某种意义上讲,中医学是医道之学,医道是一种艺术,是治愈人类身和心的艺术。中医药文化特色的大学生心理健康教育本土模式的构建过程中,我们通过文献梳理和统筹,专业队伍研究和实践,深入挖掘整理中医文化下的育人育心的哲学观(道)、理论(学)和方法(技),探索适合大学生心理健康教育的理论与方法。

2. "源、联、用"深入,致力于传统智慧的现代应用和中西融合

"源"指的是来源,即源于中医心理学的道学技;"联"指的是联结,即对接西方主流的心理健康教育与咨询理论和技术;"用"指的是将本土的理论技术在实践中探索应用。我们聚焦中医药文化下心理健康内容的现代话语诠释,并初步探索服务大学生的实践路径,为今后构建本土大学生心理健康教育与咨询的理论实践体系打下了良好的基础。

举个例子,近几年来,我们将"中医五态人格量表测试"运用于大学生新生心理测试,中医学的个性类型、体质、体型分类最早载于《黄帝内经》,称之为"五态人""五形人",论述较为系统完备。"五态人"基于阴阳的多少,把人分为五型,即太阴之人、少阴之人、太阳之人、少阳之人与阴阳和平之人。原文记载了对五态人之神情、性格、举止、体质及治疗等。这五种不同人格类型都与身心健康有一定的关系。

太阳之人是性格外向,情绪不稳定的,多急躁易怒、有进取心、主观固执,自信大胆,精力旺盛,喜争好斗;太阴之人则是性格内向,情绪不稳定的,胆小不喜欢冒险,过分敏感,沉默寡言,优柔寡断,固执迟钝,保守,自私等。

几年下来,通过对比我校学生中医五态人格测试结果与 SCL－90 结果,发现 SCL－90 测试筛查出来的学生大多属太阴人格,二者有重合,但有部分不交叉,两者可互相借鉴。太阴是一个特别重要的指标,有研究表明,太阴和既往自杀意念、近一年自杀意念和未来自杀可能性均存在显著相关,与抑郁、孤独等相对负面的生活事件相关性较显著。

可以说,五态人格测试是从中医阴阳的大道衍发出来,形成了系统理论,即"学",通过科学的心理测量方法,取得了全国常模,最后形成了技术工具,有"技",是一个完整的本土化过程。有理论基础即有"源",和科学测量方法对接即有"联",在大学生中运用即有"用",比较成熟。

3. "明、行、证"完善,构建切实有效的本土心理健康教育与咨询模式

"明"指的是深入理解和正确认识,应不偏不倚地理解西方和本土心理理论和方法在特殊时代和学术背景中产生和发展的缘由,了解其应用的经验。"行"指在理解的基础上结合中国高校现实,进行应用实践,"证"指的是实践验证评估,无论是理论还是具体实践方法,均需在行动中研究,面向服务群体进行科学的评估和调整,这样才能构建切实有效的本土心理健康教育与咨询模式。

"不忘初心,牢记使命"。十九大报告指出,随着中国日益走近世界舞台中央,中国理念、中国智慧、中国方案、中国机遇日益受到全球关注。新时代、新思想、新使命、新征程,意味着中国同世界关系更为紧密,本土心理健康教育与咨询探索不仅是中国需要,未来也理应造福世界。

我们的工作总体而言还在探索阶段,有很多部分需要去完善和发展,这些工作的基础就是理论思想。为此,我们特意将近几年来受邀到我校的知名专家有关演讲辑录成书,借此丰厚基础,扎实底座。

这本书里,上海中医药大学终身教授、上海市名中医、中医心理名师工作室主持人王庆其老师解析了中医和中国传统文化的"和"思想,分析了中医体质和心理气质的内涵与外延,介绍了中医药文化在养生中的作用,还和上海市精神卫生中心科教部主任、主任医师王振老师一起辨析了中医郁症和西医抑郁症的异同;中华医

学会理事兼心身医学分会前任主委、上海中医药大学何裕民教授针对临床中的心理本土化问题提出了独到的见解;世界中医药联合会中医心理学专委会名誉会长、中医心理学学科带头人、黑龙江省中医药科学院的王克勤教授阐述了中医心理学的学科概念及基础理论框架;《中医神志病学》《精神心理疾病历代名家验案选粹》主编、上海中医药大学曲丽芳教授详细阐述了心主神明与心智成长的关系;我国第一个中医学心身整体辨识的标准化工具、本土人格测验"五态人格测验"和"五五体质检测"创建人、中国中医科学院杨秋莉研究员介绍了五态心身的辨识与调养工作;1995年起即从事心身相关问题研究的上海中医药大学李兆健研究员系统介绍了中医心理情志治疗的内容;世界中医药联合会中医心理学专业委员会副会长、中国心理干预协会常委并中医心理专业委员会会长、中医心理学学科带头人、山东中医药大学心理学科创始人张伯华教授介绍了自己对中医情志治疗的理解和应用。

这些专家不仅是临床上治病救人的名医,亦是教学上言传身教的名师,他们不仅有宽阔的理论视野、严谨的治学态度,更有深厚的文化底蕴,他们的心中,不仅有心理、有中医,更有着对文化的深深热爱。每一次演讲,我不仅看到他们承担了分享学术成果的使命,更看到了他们传承和传播中华优秀传统文化的自觉,如今,涓涓热情就藏在本书的字字句句中。中医心理可以是一种视野,也可以是一种思维方法,更可以是一门技术,衷心希望本书能够为中国中医心理的发展带来崭新的推动力,能给当前的学生心理工作的专业人员、医学工作者一些新思路,更希望能借此书唤起大众对中华优秀传统文化的热爱。

本书的特点在于,集合各专家之所长,溯古及今,对中医心理"道""学""技"三方面均有涉猎,且对演讲过程中专家的精辟论点进行了完整的保留。由于本书根据演讲录整理而成,部分专家思想难以进行全面展现,读者阅后难免有意犹未尽之感,推荐读者另寻个人专著研读。

在教育部、上海市教委的殷切关怀下,在上海交通大学出版社的鼎力支持下,眼看本书即将付梓,整理过程中受到有关专家、领导的指导和关爱,在此致以诚挚的感谢。中医心理还是一个较新的领域,如有不足之处,恳请各位同道专家、临床工作者、心理工作者和广大读者批评指正。

朱惠蓉

目 录

积基树本

中医心理学科学概念及基础理论框架

主讲人◎王克勤

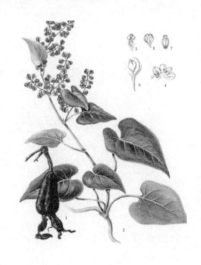

澄心
息虑

主讲人介绍

　　王克勤，黑龙江省中医药科学院研究员、主任医师、教授，中国中医科学院临床基础所荣誉研究员，世界中联中医心理学专委会名誉会长，《中国中医药年鉴·学术卷》资深编委，国务院"政府特殊津贴"终身获得者。王克勤步入杏林已55载，致力于中医心理学研究30余年，构筑了"中医心理学基础理论框架"，是学科创建的带头人之一。

中医心理学是中医学和心理学的交叉学科。从其理论渊源来看,可以追溯到《黄帝内经》,甚至之前。《黄帝内经》及先秦诸子百家典籍中,就已蕴含着丰富的心理学思想,因此它具有悠久的历史。但是从学科的创建来说,始之于 20 世纪 80 年代初,一直到 2009 年底,该学科才被国家中医药管理局确认下来。所以从学科的确立来说,中医心理学被确认十年还不到,是一门崭新的学科。

一、中医心理学学科创建的历史回顾

首先,我要对学科的创建,和大家共同回顾一下历史。

中医心理学这一学科的提法,也就是中医心理学概念的最早提出,是在 20 世纪 80 年代初,由成都中医药大学王米渠教授首先提出来的。那时"文革"刚结束,才迎来科学的春天,在那个时代背景下提出这个观点是需要勇气的。我那时虽也在进行这方面的研究,但只是保守地提出"中医神主学说"。学科的创建,则是始于 1985 年在成都召开的"全国首届中医心理学学术研讨会"。在这次研讨会上,与会代表一致通过同心协力创建中医心理学新学科的决议,并立即组织以王米渠、王克勤、朱文峰、张六通为主编的 17 所院校和科研单位的专家学者编写《中医心理学》统编教材,以适应中医院校中医心理学教学需求。随着这次盛会的召开和教材的编写,启动了中医心理学新学科的建设。之后每隔 1～2 年便举办 1 次全国性学术活动,并出版《中医心理学论丛》等学术刊物,同时积极申请筹建全国性学术组织。经过不懈努力,于 1992 年批准成立以王克勤为主任委员,杜怀堂、朱文峰、张六通为副主任委员,王米渠为秘书长的中国民间中医医药研究开发协会中医心理学研究委员会,至此,中医心理学有了自己的学术组织。为了使中医心理学这一新学科得到官方的确认,在中国中医研究院、中医心理学泰斗薛崇成老先生的积极努力下,2001 年国家中医药管理局委托中国中医研究院召开了第一次学科论证会。此后经过积极申请,于 2006 年成立了"世界中医药学会联合会中医心理学专业委员会",将中医心理学推向了世界。2007 年再次召开了"中医心理学学科论证会",终于在 2009 年国家中医药管理局正式认定中医心理学这一学科。因此,2009 年是中医心理学学科建设、发展的新的里程碑。

二、中医心理学的学科概念

自从王米渠于 20 世纪 80 年代初首次提出中医心理学学科概念后,经过几十年来专家学者们的不断完善,现已基本确定下来。几年前,我有幸以课题组专家顾问的身份,参与了由中国中医研究院杨秋莉教授主持的 2008 年科技部科技基础性工作专项项目"中医精神医学与心理学名词规范的制订"工作。该课题组经多次专家咨询,综合了专家们的建议,对中医心理学的名词进行了规范,并通过了验收。

该项目首先对中医心理学的学科概念进行规范,明确为:"中医心理学根植于中国传统文化,是在继承中国古代心理学思想精华的基础上,结合现代心理学的研究成果,运用中医理论阐释人的心理现象,探索心理活动的本质和规律,研究心理因素对疾病发生、发展、变化的影响,指导养生保健及临床疾病防治的新学科。"

关于这个学科概念的内涵,我从以下几个方面进行分析。

(1) 强调了中医心理学的学科特点。什么特点? 就是具有中国传统文化特色,继承了中国古代心理学思想的精华;是以中医理论为指导的。因此说,中医心理学是本土的,是中华传统文化的体现,这是与西方心理学有着不同的学科特色。

(2) 概括了学科的主要研究内容,包括理论研究和临床研究两大方面。其中,理论研究包括中医心理学发展史及文献研究、中医心理学基础理论研究。我和杨秋莉教授合作编写了《中医心理学基础理论》,已经于 2013 年 4 月由人民卫生出版社出版了。理论研究还包括中医心理病理学的研究,要从中医病因病机学说中分化出心理疾病的相关病因病机,结合现代心理学研究进行充实和完善。在临床研究方面,有中医心理诊断以及心理测量评估的研究,这里既有中医传统的望、闻、问、切四诊,也有心理学特有的量表问卷。薛老和杨秋莉教授立足于中医学的阴阳学说在《黄帝内经》基础上研发的"五态人格测量",填补了我国本土化心理测量的空白。临床研究既要对中医心理治疗方法进行系统的整理和发掘,还要开发适合中国国情的新疗法,如汪卫东教授的低阻抗意念导入疗法(TIP)、张伯华教授的情志顺势疗法等。临床研究的重点在于应用,因此还应进行中医心理养生学、中医心理护理学,以及针对与心理相关的一些疾病,如情志病、神志病、心身疾病、睡眠障碍等临床治疗的中医临床心理学的研究。张孝娟教授等主编的《中医临床心理学》,于 2006 年由中国医药科技出版社出版,为中医临床心理学的研究奠定了基础。

（3）中医心理学的学科概念，明确了中医心理学研究的目的，就是为人类心身健康服务。

三、中医心理学继承了中国古代心理学思想精华

中医心理学根植于中国传统文化，是中国传统文化的体现，继承了中国古代心理学思想的精华。中国古代虽然没有心理学这门学科，但是在先贤的很多典籍中都蕴涵宝贵的心理学思想。我们在创建这个学科的时候，努力把这些思想的精华吸取进来。

（一）中国古代的"人贵论"思想

人类到底"贵"在哪？从古代先贤的论述中可以看到贵在于这几方面：一是"有辨"；二是"有义"；三是"有志"。这不恰恰就是心理学研究的认知、情感、意志吗？人贵就贵在具有其他生物所不具备的心理素质上，所以强调了心理学研究的必要性和重要性，也基本上规范了中医心理学的研究范畴。

（二）中国古代的"形神论"思想

古代先贤大多提出了"形神合一"的理念，如老子的"营魄抱一"、墨子的"形与知处"、庄子的"形体保神"、荀子的"形具神生"、范缜的"形质神用"等。这些都是中医心理学"形神合一"生命整体观指导思想的理论渊源。

（三）中国古代的"主心说"

这是中医心理学的核心理论"心主神明论"的渊源所在。在孟子提出"心之官则思"以后，基本上古代人都认为人的思虑器官在心。主心说的实质是什么？《淮南子》提出："故心者，形之主也；而神者，心之宝也。"即关键不在于心的形体，而在于心所藏之神，神是心之宝。王守仁更明确指出"心不是一块血肉，凡是知觉处便是心""心者身之主宰"（《传习录》）。什么是身之主宰呢？是神。所以主心说的实质强调的是神。现在有学者提出"脑髓说"，认为主心说不科学。实际上这个争论的焦点在哪里？就是器质的脑和脏象之心的争论，但在神主宰生命这一观点上是统一的。

(四)中国传统的"象思维"

中医心理学理论的阐述,充分应用了"象思维"。这个象思维是中华民族的传统思维方式,并对东方人的思想方法产生了很大的影响。"象思维"在中国古代很早就形成了,《易经》学中太极八卦、河图洛书就是天地万物之"象"的模型,由此变化"*以通神明之德,以类万物之情*"。《周易·系辞》说:"*书不尽言,言不尽意*",又说"*立象以尽意*",讲的就是当某些事情还无法说清楚时,可以借用"象"来说明。这种思维模式是我们祖先的智慧结晶,在探索未知世界时发挥了巨大的作用,创造了中国古代的高度文明。中医学的原创思维就是象思维。例如脏象学说、经络学说等。中医心理学是中医学的心理学,秉承了这一原创思维,其核心概念,如"神""心"等,都是"象"的概念。

(五)中国古代的"情欲论"思想

中国古代"情欲论"思想的精华,是中医心理学情志理论的重要内容。《礼记》"*欲、恶者,心之大端也*",指出了情志活动的两极性;孟子"*性感于物而动,则缘于情而为四端*"、荀子"*性者,天之就也;情者,性之质也*",说出了性与情的关系,情是人性的体现,人非草木,孰能无情;荀子"*情然而心为之择,谓之虑*",强调了心在情志活动中的主导作用;《论衡》所说"*凡人之有喜怒也,有求得与不得,得则喜,不得则怒*",明确了人的情志活动与"欲求"实现与否的关系。这些论述都是中医心理学情志理论的重要观点。

(六)中国古代的"志意论"思想

《黄帝内经》的心理学思想,涉及认知、情志方面阐述得比较多,相对意志这方面说得较少。对于中医心理学的意志学说,我们主要是从古代先贤典籍中的"志意论"思想精华整理而来。其中包括意和志概念的界定、意志过程,以及意志与情感、认知的关系,意志的动力作用、意志的培养等。尤其强调了意志过程由心神主导,并借用先贤"*志者,心之所之*""*意者,心之所发*"之义,将中医心理学的意志学说概括为"心之意志论"。

(七)中国古代的"人性论"思想

中国古代没有人格的概念,其内涵属于中国古代"人性"的范畴,因而中国古代

"人性论"的思想精华，成为中医心理学人格学说的重要内容。《论语》所言"*性相近也，习相远也*"，强调了人格的形成虽然与先天禀赋有关，但后天各方面因素直接影响着人格的形成，从而出现了人与人之间的个性差异。其"狂""狷""中行"的个性划分，正是中医心理学按阴阳多少进行人格分类的雏形。刘劭《人物志》的"*禀气阴阳，性有柔刚*""*禀阴阳以立性，体五行而著形*""*物生有形，形有精神*"等论述，蕴含着人格与体质相关的思想，这是中医心理学人格学说的重要观点，所以将这一学说称为"人格体质论"。

（八）中国古代的"睡梦论"思想

古代先贤对睡梦论述得很深刻。墨子的"*梦，卧而以为然也*""*卧，知无知也*"，强调了梦是在睡眠中发生的，人睡着了仍有意识活动，但不同于觉醒状态下的自主意识，而是一种不自觉的"无知"意识。荀子说得更形象，他说："*心卧则梦，偷则自行，使之则谋*"，从神和魂的关系阐述了梦的心理本质。"*随神往来者谓之魂*"，神监控着魂的活动，白日魂随神行于外"使之则谋"，夜睡后"心卧"神归舍，放松了对魂的监控，于是失控的魂"偷则自行"，便产生了不被心神所知的"梦幻游行"。古代还有很多关于梦的分类，比如《周礼》的"六梦"等。这些都对中医心理学睡梦理论的形成具有重要的意义。

四、中医心理学以中医学理论为指导

中医心理学是中医学的心理学，所以是以中医理论为指导的。中医理论体系基本形成于《黄帝内经》，包括"天人相应"整体观念、阴阳五行、脏象学说、经络学说、病因病机、治则治法等。中医心理学的基本概念和基础理论，都是运用中医理论进行阐述的。

（一）基本概念的中医阐释

1. 神的概念

神是中医心理学的核心概念，这是一个象思维的概念，在古代也是一个不断发展的概念。《说文解字》释"神"谓"*天神引出万物者也*"，最初指的是人格化的主宰天地万物的天神。到了春秋战国时期，随着社会生产力的发展，人们认识水平有所提高，认识到天地自然变化的主宰者是"阴阳"，故《易经》曰："阴阳不测之谓神。"后来又认识到阴阳变化是有规律的,由此神的概念上升到主宰着天地万物变化的自然界固有规律的哲学范畴,脱下了人格化天神的神秘外衣。《黄帝内经》所论之神,就是脱去神秘外衣的主宰天、地、人变化的客观规律。

《黄帝内经》将神划分为以下几个层次。

(1) 天地之神:天地之神是什么?清代徐灏笺注为"**天地生万物,物有主之者曰神。**"即主宰天地万物变化的客观规律。《黄帝内经》中有很多地方谈到天地之神,就是主导天地变化的阴阳,如"**阴阳者,天地之道也,万物之纲纪,变化之父母,生杀之本始,神明之府也。**"阴阳虽无形,但其变化有象可查,整个自然界有条不紊地变化,这种变化的主导就是天地之神。

(2) 人身之神:人的生命活动是十分复杂的,但所以能有条不紊地进行着,就是由人身之神主宰的。宇宙是个大天地,其自然变化由天地之神主宰着;人身是一小天地,其生命活动是由人身之神主宰着。复杂的生命活动,在体外可表现变化万千的生命现象,这些现象是由人身之神主导的生命活动而产生的,因此通过这些"象",我们可以了解这个"神"。我仿着天地之神的概念,总结出人身这一小天地之神为"人身生万象,象有主之者曰神"。因此,人身之神在广义上又指生命的象征,故《黄帝内经》提出"**得神者昌,失神者亡**"。人身之神所主宰的生命活动,既包括以物质代谢、能量代谢为特征的生理性活动,也包括以精神意识思维为特征的心理性活动,而心理性活动又是狭义的人身之神。中医心理学所运用的神的概念主要是狭义的,指的就是人的精神活动,是属于心理层面的神。

人身之神,按其层次和职能,又有神、魂、魄、意、志"五神"之分;按其源之于先天、后天,又有元神和识神之别。

2. 五神

1)神

五神中之神,是人身之总神,"**总统魂魄,兼赅意志**"。此神藏之于心,即所谓"心藏神"。《灵枢·本神》曰:"**两精相搏谓之神。**"所以,此神又象征着由父母之精相互媾和而新生的生命。

2)魂

《灵枢·本神》曰:"**随神往来者谓之魂。**"魂是在神的统领之下亦步亦趋的较低层次的神。往来是什么意思?往是以往,来是未来,"往来"包括过去、现在和未来。也就是说魂随着神进行着清醒状态下的意识活动,包括对过去的回忆、现在的认知和对未来的谋划。而在夜卧时,神归舍于心,控制魂的能力减弱了,魂摆脱神的监控"偷则自行"，便产生了"如梦寐恍惚，变幻游行之境是也"的不同于清醒状态下的不自知的特殊意识活动。此即荀子所言："心卧则梦，偷则自行，使之则谋。"魂藏之于肝，与所伴随的神皆属于"阳神"，而神为阳中之阳，魂为阳中之阴也。

3）魄

《灵枢·本神》曰："并精而出入者谓之魄。"精者生之本，所以"并精出入"就是说生命一诞生，魄即随着精而来，因此魄具有先天性，是与生俱来的。这个"出入"，具有指向性。出，由内向外，指的是与生俱来的外向的动作行为，比如婴儿生下来就会手足舞动，会哭和叫等；入，由外入内，指的是由外在刺激而产生的本能的感知，比如痛、痒等。此即《类经》所说："魄之为用，能动能作，痛痒由之而觉也。"魄藏之于肺，并精而属阴，故有"魂为阳神而魄为阴神"之说。

4）意、志

《灵枢·本神》曰："心有所忆谓之意，意之所存谓之志。"这是认知范畴的意和志，指记忆和记忆的存储。《灵枢·本脏》又说："志意者，所以御精神、收魂魄、适寒温、和喜怒者也。"这显然不是由外向内指向的认知范畴的意志，而是由内向外指向的调控精神魂魄、情志活动及身体对外环境适应性的神，是属于意志范畴的。意与志又有所区别，《类经》说："一念之生，心有所向而未定者曰意""意已决而卓有所立者曰志。"脾藏意、肾藏志，意志是在心神统领下行使调控人体心理、行为和生理活动的较高层次的神，具有强大的动力作用。

3. 元神

1）元神概念的提出

元神是针对识神而提出的概念。元，具有初始、本原之义。元神，即初始本原与生俱来的先天之神。识，具有认识、识别之义。识神，即思虑之、欲神，是生后发展起来的后天之神。《黄帝内经》中所提到的人的精神、意识、思维活动的狭义之神即是识神，虽然没明确提出元神的概念，但是在有关的论述中，却已有先天之神的内涵。例如，"两精相搏谓之神"，这个神就是先天与生俱来的。人一生下来的神就是先天之神，这是生前在受精卵着床形成胚胎之时，元神就已经注入了，即《黄帝内经》所说"神气舍心……乃成为人。"

元神的概念首见于道家的典籍中，是道家在丹道修炼实践中根据经验总结出来的。《阴符经》首先提出了"不神"的概念，说"人知其神之神，不知其不神之所以神也。"意思是说，一般的人只能了解思虑、情欲等精神意识思维、情感活动之神，但却觉察不到更深奥的非意识活动之神。这个神是修道之人在修炼到一定程度后，才能觉察到的一种特殊精神状态,因其不同于思虑之神,故称为"不神"。直到唐代,《太乙金华宗旨》中将此神命名为"元神"后,在道家典籍中才广泛应用起来。到了宋代,对元神的理解更进一步深入,张伯端在《玉清金笥青华秘文金宝内炼丹诀》中明确指出:"*夫神者,有元神焉,有欲神焉。元神者,乃先天以来一点灵光也;欲神者,乃后天所染气禀之性也。*"这里已明确指出了元神、识神的本质区别。

"元神"概念引入中医学的时间,从目前文献来看最早应是明代的李时珍,他在《本草纲目·辛夷》条中提到了"脑为元神之府"。以后张介宾也在《类经》中提到了元神,他说:"*人身之神,唯心所主……外如魂魄志意五神五志之类,孰匪元神所化而统乎一心。*"明确地在中医学领域中提出元神、识神概念的是清末民初的张锡纯,他在《医学衷中参西录·人身神明诠》中说:"*元神者,无思无虑,自然虚灵也;识神者,有思有虑,灵而不虚也。*"

2)如何认识元神

首先,我们要承认元神是客观存在的。尽管常人在一般状态下没有觉察到,但在某种特殊状态下,如在内丹修炼过程中是可以体会到的,而且也是可以重复的。人们只要进入到"恬淡虚无"状态后,元神就自然而然地显现了。如《脉望》所说:"*内念不萌,外想不入,独我自主,谓之元神。*"《武术汇宗》也说:"*其心必要清清朗朗、浑浑沧沧,无一毫念虑,无一毫觉知,则空洞之中,恍惚似见元神悬照于内,斯时殊觉五蕴皆空,四体皆假,而我有真我也。*"在气功的修炼过程中,真正进入气功态后,在呼吸绵绵、若存若亡、无思无虑、飘飘欲仙、恍恍惚惚的状态下,元神就出现了。

其次,要认识元神和识神的关系。元神和识神都是人身之神,但两者又有着本质的区别。元神是无思无虑,识神是有思有虑;元神是与生俱来的自然虚灵,识神是生后日渐发展起来的并被后天所染的灵而不虚。人出生后,元神虽与生俱来,但随着后天的成长,识神逐渐发展起来了,在家庭、学校、社会环境的熏陶下,长知识了,有思想了,能思虑了,有欲望了,识神也就膨胀了,就把元神屏蔽了。生后识神日强而压抑、屏蔽元神,此即张伯端所言:"*欲神者,气质之性也;元神者,先天之性也*""*元性微而质性彰*"。因此,元神和识神两者之间,是对立而又统一的关系。

元神源于先天,是与生俱来的先天之神。如何认识"先天"呢?对于先天,我们可以这样认识,凡是诞生之前与生命有关的一切都应视为先天。生身父母所赋予和遗传的一切固然属于先天,但父母所秉受祖辈的所赐也会遗传,也应视为先天。以此上溯至祖先,乃至人类的始祖,甚至再往前可以追溯到生命的起源,这些辈辈遗传的基因，如同永存于太虚中的灵光，都应视为先天。正如《性命圭旨全书》中所说："父母媾精之后，一点灵光……元从太虚中来者，我之元神也。"元从太虚中来者，不仅仅是父母，而且至生命的起源，在整个人类的进化过程中，这个印记都是存在的，所以说元神可以追溯到生命之根。探究元神之本原，是一门博大精深的学问，需要多学科的协作，至少涉及遗传学、人类学、进化论等。

当今对元神有这么几种看法，列出来有助于对元神的进一步认识：

（1）从佛学角度探讨元神，认为佛学"八识"眼、耳、鼻、舌、身、意、末那识、阿赖耶识中，前六识是属于识神范畴，当修到最高层次的第八识阿赖耶识时，识神完全被屏蔽，则元神出现。

（2）从现代心理学角度，有人认为元神相当于潜意识。但我们认为这是不确切的，因为潜意识是未被意识到的意识，但还没有脱离意识的范畴，而元神则是与生俱来的带有明显自然属性的"原生无意识"。

（3）孙泽先教授《归根心理学》，将元神视为"归根意识"，强调其先天的自然属性。

（4）有人从驱动力学说提出，元神是强大的"原始内驱力源"，人的生命在不自觉中被它所左右，这是人生命的潜能之所在。可以认为，元神是生命所具有的本能活动的能源，如人所具有的自稳调节能力、患病机体的自愈康复能力、紧急状况下的避害趋利能力、无为而无不为的开悟能力等。

（5）还有人从"基因""遗传物质""遗传信息"及"人类发展变化的内在因素及其规律"来理解元神。

（6）潘毅教授在2012年曾撰文说："元神是人最本底的存在，与生俱来，是人体生命活动的主宰之神。是生命活动自存的内在机制及规律，可视为人类祖祖辈辈为适应自然、适应社会、调试自身进化过程中获得的某些重要基本属性的精神印记。"这个论述，将元神的来源、产生及重要作用等都进行了说明。

3）如何开发元神

元神对人的生命有着重要意义，它能够激发人体内的生理潜能，调节脏腑经络、气血阴阳，使之阴平阳秘，从而使机体处于最佳功能状态。既然元神对人的生命，对人的身心健康这么重要，怎么开发元神呢？我曾在《中国中医基础医学杂志》2011年第9期发表了一篇题目为"中医心理学应当重视元神的研究和开发"的论文，对这一问题有所阐述。根据古代道家、佛家修炼过程中的经验，开发元神的基本原则就是抑制识神。随着识神的膨胀，欲望越来越大，屏蔽了元神，所以开发元神就要逆之而行。基本原则就是控制欲念来解放元神，"**以无为临之，则其所以动者，元神之性耳**"（《玉清金笥青华秘文金宝内炼丹诀》），这个时候元神就出现了。开发元神的传统方法有儒家的修德、道家的修道、佛家的修禅。儒家修德也是修身养性的办法，通过修德，把欲念、欲望控制到最低的限度，使得元神获得解放。道家修道、佛家修禅，也是把识神、欲神控制住，让元神获得解放。另外还有气功修炼，正确指导下的气功修炼也可以解放元神。当今要解放元神，不能人人都去修道、修禅，这也不符合当今社会的实际情况，所以中医心理学的任务就是开发适应现代生活和临床使用的技术手段来解放元神、开发潜能，以提高人们的心身健康水平。

（二）阴阳五行学说的运用

阴阳五行学说是中医学的基本理论，中医心理学将阴阳五行学说充分运用到阐述其重要理论及指导临床应用中。

1. 阐释"天地-社会-人"的整体观

阴阳，概括了天、地、人"三才之道"，将天人相应的整体观，扩展为人与天地相应、人与社会和谐的"三才整体观"，形成了中医心理学的"三才整体论"。

五行，将人的生命系统划分为木、火、土、金、水五个有内在联系的子系统，应用中国古代的象思维，把天地人整合在五行系统中。人的生命五行系统不是封闭在人体内，而是开放的，是与天地自然、社会密切联系着的。系统内同气相通，系统间生克乘侮，这是中医心理学"三才整体论"的理论基础，也是中医心理学指导临床治疗的理论，如情志疗法、音乐疗法、色彩疗法等。

2. 阐释"五脏情志"学说

《黄帝内经》说："**天有五行御五位，以生寒暑燥湿风；人有五脏化五气，以生喜怒忧思恐。**"这是中医心理学"五脏情志论"的理论基础。运用五行学说，将五脏与五志联系起来，肝在志为怒、心在志为喜、脾在志为思、肺在志为悲、肾在志为恐，这就是"情志-内脏"相关理论。

3. 阐释"阴阳睡梦"学说

昼夜的阴阳变化、卫气的阴阳出入、心神的阴阳动静，这就是睡眠产生的阴阳机制。梦的发生和梦象，也都与阴阳五行的变化有着密切的关系。

4. 中医心理学人格分类的理论依据

中医心理学的人格分类，是按阴阳五行划分的。按阴阳多少可分为"阴阳五态人"，即太阳、少阳、阴阳和平、少阴、太阴。按五行特征又可分为"阴阳二十五人"，即《黄帝内经》所说："先立五形，金木水火土，别其五色，异其五形之人，而二十五人具矣。"

（三）脏象学说的运用

脏象学说是象思维在中医理论中的最突出体现。何为"脏象"？唐代王冰注曰"脏，藏也""象，谓所见于外，可阅者也"。即从表露于外的"象"以了解藏于内的"脏"。因此，中医学所说的脏，不是解剖所见的脏，而是藏象之脏。在中医心理学中，运用脏象学说最主要的就是"心"的脏象。

中医心理学的核心理论是"心主神明论"。而这个心是什么？是脏象之心。心的脏象，内容很多，归纳起来最主要的就是两点：一是心主血脉，另一就是心主神明。在心理学中我们要研究的主要是"心主神明"这个象，就是《黄帝内经》所说的"心者君主之官，神明出焉。"

关于心主神明的内涵，《灵枢·邪客》指出："心者，五脏六腑之大主也，精神之所舍也。"就是说，心是人的生理活动、心理活动的主宰。心神既主导了生理活动，也主导了精神活动，因此心主神明，就是主导了人的整个生命活动。心身活动皆在"心神"的主导之下，这就是中医心理学"心身相关"一元论的理论基础。具体地说，心主神明的内涵主要包括如下几个方面。

（1）心是五脏六腑之大主，主宰着脏腑功能的相互协调，即《黄帝内经》所说的"主明则下安……主不明则十二官危"。

（2）主导对客观世界的认知（感知）过程，即《黄帝内经》所说的"所以任物者谓之心""将审查于物而心生"。

（3）主导情志活动，即《儒门事亲》所述的："五志所发，皆从心造"，《类经》所述的："凡情志之属，惟心所统"。

（4）主导意志过程，即"志者，心之所之也""意者，心之所发也"。

五、中医心理学基础理论框架

中医心理学的基础理论很重要，这是中医心理学新学科建设的理论支撑，其研究内容包括指导思想、核心理论、心理现象的中医学阐释等。中医心理学基础理论框架的构建，应涵盖以上全部内容。框架的构建，有利于中医心理学基础理论的不断充实、发展和完善。该框架的构建，明确了中医心理学的指导思想是形神合一论和三才整体论,其核心理论是心主神明论,对心理过程的阐释是心神认知(感知)论、五脏情志论、心之意志论,此外还有阐述睡梦心理的阴阳睡梦论,阐述个性特征的人格体质论。

(一) 形神合一论

整体观是中医心理学的指导思想,形神合一论阐述的是生命本体的整体观,形神合一论通过对形神关系的阐述,强调精神活动的物质性及神在生命活动中的主导作用,因而是中医心理学基础理论的基础。

1. 形神概念

这里所说的"形",不仅是指宏观的形体,更重要的是指微观的形质精和气;这里所说的"神",是人身之神,强调的是生命之"主"。"神"是一个象思维的概念,有标本之别,神之本是生命之主,神之标是生命现象,这就是我所总结的"人身生万象,象有主之者曰神"的概念。

2. 形神关系

形神合一论所阐述的形神关系是,神本于形(精)而生,依附于形而存,但神又为形之主,驾驭着形气而主宰着人体的生命活动。正如张介宾所言:*"形者神之体,神者形之用;无神则形不可活,无形则神无以生。"*(《类经》)因此从形神合一论来阐释生命的特征,就是《黄帝内经》所强调的*"形与神俱"*,而死亡则是*"神气皆去,形骸独居而终矣"*。

3. 形神合一论的临床意义

形神合一的观点对于中医学在临床上的诊断、治疗和养生,都相当重要。因为神为生命之主,所以中医学在望、闻、问、切四诊中,都特别重视对神的辨识。在临床治疗时,也特别注重神在生命活动中的主导作用,所以《黄帝内经》强调*"粗守形,上守神"*,始终要把治神放在首要的位置,即《素问·宝命全形论篇》所说:*"一曰治神,二曰知养身,三曰知毒药为真……"*既然生命是形神合一的,所以养生就要从两个方面入手,一是养神,二是养形。但神为形之主,因此养生应把调心养神放在首位。

(二) 三才整体论

三才整体论,是将人的形神合一生命体开放到所生存的外环境中,去探讨人的生命活动,包括生理活动和心理活动,与天地自然和社会变化的关系,强调人与天地相应、人与社会和谐的宇宙整体观。这是运用《易经》的"三才"学说来阐述这一命题的，所以称为"三才整体论"。三才，指天、地、人而言，在《易经》八卦中以上、下、中三爻为代表符号，上为天、下为地，人居天地之中，展示的是人与天地相应的宇宙模型。但这个模型未能体现出阴阳变化，因此是一个不完善的静态的模型。"**阴阳者，天地之道也，万物之纲纪**"，将三才皆加以阴阳变化，则这一模型的三爻变成了六爻，从而形成了能反映天地人三才阴阳运动变化的 64 卦动态模型，即"三才之道"。此即《易传·说卦》所言："**是以立天之道，曰阴与阳；立地之道，曰柔与刚；立人之道，曰仁与义。兼三才而两之，故《易》六画而成卦。**"显然，三才之道中的人道已不是个体的人，而是具有不同人性的群体所组成的社会。因此，三才之道所整合的是人与天地自然及社会环境的整体观。以下我们主要讲一讲天道、地道、人道的阴阳变化对心理层面的影响。

1. 天道阴阳变化与心理

天道的阴阳变化主要指日月运行、星移斗转而致昼夜晨昏、月之盈亏、四时更迭、五运六气的变化，这些变化通过影响人体的阴阳气血变化，影响着人的心理活动。昼夜晨昏的阴阳变化，影响着睡眠的生物钟，也对一天情绪的起落有一定的影响。月之盈亏的阴阳变化，对情绪的影响更加明显，月圆之时是人体血气最旺盛的时候，血气方刚之时情绪容易激动不易控制，往往会出现一些越轨的行为，因此有的国家把月圆之夜称为"魔鬼之夜"。春夏为阳，秋冬为阴，四时阴阳变化影响人体气血阴阳，必然会影响人的精神活动，因此《黄帝内经》提出要"四气调神"。五运六气是关于 60 年一甲子的大周期的阴阳变化，在《黄帝内经》运气学说中所记载的不同干支年的病候中，都有不同的情志异常病证。而异常天气变化所发生的天灾，是造成心理创伤很重要的原因。异常的天象变化，影响着动物的行为，因此也会对人的心理产生一定的影响，因此有人提出，由于在此时认知能力可能会受到干扰，所以对重大事情不宜进行决策。

2. 地道阴阳变化与心理

地道的阴阳变化，主要体现在水土刚柔，因此《易经》曰："**立地之道，曰柔与刚**"。水土刚柔与地域方位、地势高下以及地理环境等诸多因素有关。"一方水土养一方人"，故水土柔刚不同，人的体质禀赋有所差异，其气质和性格也会各有不同特点。《素问·异法方宜论》讲到东南西北中不同方位，由于水土刚柔燥湿不同，人们的体质不同，其发病也多不同，因而所运用的治疗方法也随之而异。这里虽然没有谈到气质，但根据"形神合一"的理论，其气质在不同地域肯定也有所差异。"**天**

不满西北、地不满东南",西北为刚燥之地,人的性格豪放、粗犷,性情豪爽耿直;东南为阴柔之地,人的气质也是阴柔的,做事显得比较精细,说话的声音也比较纤柔。这种差异在人文方面也得以体现,比如昆曲、越剧,与秦腔、梆子给人的感觉完全不一样。西北的《黄土高坡》和东南的《天上掉下个林妹妹》,这两首完全不同风格的曲调,就是"地道柔刚"对心理影响在气质方面的反映。

3. 人道阴阳变化与心理

"人道"这个概念比较宽泛,在不同的范畴有不同的含义。在佛学中,人道是指六道(天、人、阿修罗、畜生、饿鬼、地狱)轮回中三善道之一;在伦理学中,指为人之道或社会规范;在人文学中,则指爱护人的生命、尊重人的人格和权益的道德,也就是所说的"人道主义"。在中国古代,男女阴阳交合之道,也被叫作人道。

《易经》三才说里面所提的人道是和天道、地道相对应的概念,也是阴阳之道。《黄帝内经》说:"**夫道者,上知天文,下知地理,中知人事。**"道虽无形,但知天文可明天之道,知地理可明地之道,知人事可明人之道,因此,此处人道是指人事而言,即人情事理,泛指人世间的一切事情。《易经》曰:"**立人之道,曰仁与义**",这是儒家思想在"三才"人道中的体现,是借用了人性中的"仁"和"义"这对矛盾而又统一的概念,来表述人道也有阴阳变化。

人道的阴阳变化,体现在大至社会变革、战争祸乱,小至个人生活事件、人际关系世态炎凉等社会人事诸因素。这些原本就是心理应激的最重要的应激源,都会影响人的心理。或大喜大悲、恐惧思虑,或忧愁郁怒等不良精神情绪,都会严重地影响心身健康,也影响了人与社会的和谐。

此外,社会中不同的人文环境也在影响着人的心理。教育环境,包括家庭教育、学校教育、社会风气的熏染等,都影响着后天气质和人格塑造;音色世界,也在影响着人的心理。早在《礼记·乐记》中,就详细论述了音乐对心理的调适作用。音乐通过对意志的影响,可以灭国也可以兴邦,汉高祖刘邦的《大风歌》鼓舞人的志气,建立了汉天下;一首《国际歌》鼓舞着世界共产主义运动;《义勇军进行曲》不仅在抗战时期鼓舞着全民的抗日斗志,因其激奋人心的旋律,作为国歌在当今仍鼓舞着我们,为实现中华民族伟大复兴的中国梦而努力奋进。色彩世界对人心理的影响,可以使人产生不同的心理感受。据报道,英国伦敦曾建了一座黑色的桥,由于黑色是使人忧郁、恐惧的消极色彩,所以自建起来后在这座桥上自杀的事件时有发生。后来有人发现了这个问题,将桥身的颜色换成蓝色后,跳桥自杀的人明显减少了。所以对于抑郁症患者而言,切忌幽闭室内,要多出去看看辽阔的大海、蔚蓝的天空、绿色的草坪和森林，这样的环境和色彩，能使人心情豁然开朗，解除抑郁。音乐、色彩对心理的影响，成为中医心理治疗中音乐疗法和色彩疗法的理论依据，也开创了中医心理学的音乐养生和环境养生。

（三）心主神明论

心主神明论，是运用心的脏象，一元化的阐述人体复杂生命活动的调控整合，从心理学层面更强调了心神对精神活动的主导作用，以及心身相互影响的机制。心主神明论是中医心理学的核心理论。

1. 心的概念

关于心的概念，我在前面已经多次提到，这个心不是血肉之心，而是脏象之心。其概念具有深厚的中华传统文化底蕴，融进了更多的哲学和心理学的内涵，蕴含着深刻的心理含义。在中国的传统文化中，不仅是中医学，儒学、佛学、道学，也都把心纳入精神范畴。

2. 心主神明的实质

心主神明的实质，就是在形神合一思想指导下，将人身之神依附于脏象之心，行使"神为生命之主"的作用。这个"生命之主"的作用，实际是藏之于心的神所行使的。心藏神，心为神所依附之形，神为心所发挥之用，两者之间是"形质神用"的关系，正如范缜在《神灭论》中所描述的"**舍利无刃，舍刃无利**"的利与刃的关系。心之用即心所藏的神的作用，简称心神，或仅以"心"代之。

3. 心主神明的内涵

心主神明的内涵包括两大方面，即"**心者，五脏六腑之大主也；精神之所舍也。**"具体可概括为如下几点：

（1）心神主导、调控脏腑功能：此即《黄帝内经》所言"**心者君主之官，神明出焉……主明则下安……主不明则十二官危**"。

（2）心神主导对客观世界的认知过程："**所以任物者谓之心**"即后面所要阐述的"心神认知论""心神感知论"。

（3）心神主导对客观世界的态度体验：这种内心的体验表现于外就是情志，因此情志过程也是由心神主导的，此即《类经》所说的"**凡情志之属，惟心所统**"。

（4）心神主导意志行为：意志的产生源自于动机，即心中的打算，而意志支配的行为是由心神所主，包括随意运动和语言行为，因此"心之意志"。

（5）心神总领众神：心神为众神最高统帅，魂魄、意志都是在心神统领之下进行的各有分工的精神活动。此即喻昌《医门法律》所言:"心……总统魂魄,兼赅意志。"

4. 心主神明的临床意义

通过几十年的临床实践,我深刻体会到心主神明在临床上具有重要的指导意义,在这一理论的指导下,形成了我的临床理念——治病先治人,治人先治心。

(1)治病先治人:对于疾病,我们应当看到这是发生在人身上的事件,人应当是这个事件的主体,因此临床诊治时,不应当只见病不见人,只针对病原而忽略了人,应以人为主体进行治疗,重视调动人体的自稳调节和抗病御邪能力。

(2)治人先治心:治人怎么治? 人是形神合一的有机统一整体,神为形之主,主导着人的生命活动,人的自稳调节和抗病御邪功能皆由神所主导,所以要重视治神。神藏于心,心主神明,所以治神即治心。

(四) 心神认知论

心神认知论是中医心理学的认知理论。

1. 认知的概念

认知是人对客观事物的认识过程,在哲学范畴认知理论又称为"认识论"。认知在中国古代称谓"知虑",或简称为"知"。这个"知"又可分为两种:一是"见闻之知",即看到的、听到的"知",实际上就是人们认知过程中的初级阶段,即感性认识;另一是"德性之知",是理性认识的高级阶段。见闻之知又可分为"真知"与"常知",真知是指亲身体验、亲身经历过的直接经验;常知则不是亲身体验、亲身经历的,是通过学习而获得的间接经验。

认知的高级阶段又称为"虑"。虑是思虑的意思,就是思维、思考已经感知的东西,将其形成概念。中国古代思想家对"虑"的认识很深刻,又将其分为"思"和"虑"两个层次。思就是思考,反复深入思考即"深思为虑",进一步又认为"思虑久后睿自然生"。但"睿"尚不能视为"智",只有通过实践验证了这个认识是正确的,方可认为是智,即所谓"因虑而处物谓之智"。

2. 认知的产生

人类对于客观事物的认知需要两个因素:一个是主体,一个是客体。主体是指人必须要具有的正常的认知器官,包括感知器官和思虑器官。目、舌、耳、鼻、身是感知器官,而思虑器官现在大多认为是大脑,但中国的传统文化则定位于心,即孟子所言"心之官则思"。认知的客体是客观存在的外界事物,这虽然是客体,但却是认识的源泉，认知过程没有这一客体是不能进行的，这是唯物主义与唯心主义认识论的根本区别。除此之外，认知还需要一个条件，就是主体与客体要互相接触，即所谓"接物""任物"，既要有物可接，也要有物能接，如此方能如荀子所说"*精合感应*""*外物感心而来应也*"。

3. 认知过程

《灵枢·本神》篇详细阐述了人的认知过程，谓："*所以任物者谓之心，心有所忆谓之意，意之所存谓之志，因志而存变谓之思，因思而远慕谓之虑，因虑而处物谓之智*。"这一认知过程从"任物"开始，最后又落实到"处物"，既强调了认知过程的物质第一性，又强调了认知需要通过实践检验，因此这是唯物主义的认识论。这段论述，将认知过程由低级到高级划分为任物、意、志、思、虑、智6个层次，阐述了感知→印象→经验积累→概念形成→创造性思维→理论指导实践的认知全过程，强调了心为任物之所，认知过程自始至终都是在心神主导之下进行，因此界定心为认知过程的中枢。下面我们分析一下这一过程。

（1）"*所以任物者谓之心*"：任，有担任、担当的意思。在认知过程中，心一开始就担当对外界客观事物感知，通过眼、耳、鼻、舌、身这五官来接受外物的信息。五官所接受的外部信息，只有传入到心以后才能产生感知。

（2）"*心有所忆谓之意*"：忆，记忆、记录。外部信息通过感官传到心后，心将其记录下来而形成了这个事物的映象，当感官脱离这一事物后，这个映象在心里还存在着，这就是印象。此时所产生的印象只是事物的表面现象，并没有反映事物的本质，因此可称为表象。我们从中医角度也可以叫作心象、意象，这就是心有所忆之"意"。

（3）"*意之所存谓之志*"：志者，誌也，记在心里而不忘却。这是在"意"的基础上，将心中感知所形成的映象存储起来，再次接收就再存储，积累将越来越多，相当于感知过程中的经验积累阶段。

（4）"*因志而存变谓之思*"：思，思虑、思维，这是由感性认识跃升为理性认识的重要过程。"物之极谓之变"，在"志"的基础上，随着存储材料的增加，心神可充分的对其进行加工，通过分析、综合、抽象、概括，而形成反映事物本质的概念。这个过程就是思维过程，因此称之谓"思"；这时的认知过程已发生了质的变化，已不再是表象，而是深入到本质了，因此称之为"变"。

（5）"*因思而远慕谓之虑*"：慕，《说文解字》释之"习也"，《康熙字典》释之"又思也"。因此"虑"是反复思考。思考什么呢？"远慕"，是指在思的基础上去筹划未来。因此这一过程是心神利用已形成的概念,对未来进行判断、推理的创造性思维过程。

（6）"**因虑而处物谓之智**"：认知过程发展到"虑"，仍是处于理论的层面。这种认知是否正确？是否符合客观实际？还需到实践中去检验。"实践是检验真理的标准"，只有通过在这一理论指导下去处物理事获得了成功，这个认知才是正确的，这才是真正的智慧。

以上就是《黄帝内经》关于认知过程的阐述。这里强调一点就是，整个认知过程一直都是在心主导下进行的，在感知阶段，要细心观察；在记忆阶段，要牢记在心，用心去记；在思虑阶段，要用心去思考、细心地分析；最后做到心中有数而牢记心头。

（五）心神感知论

心神感知论是在心神认知论基础上，侧重阐述心感物而生的感知觉过程，强调了心神在五官感知活动中的主导地位。人的感知过程是认知过程的初级阶段，是外部信息通过感官的接收而传导至心，由心产生相应的感知觉的过程。在感知过程中，感官只是起到信息接收器的作用，而主导者则是心神。

1. 五官感知

视觉信息的接收器是眼睛，眼与内脏的关系是"肝开窍在目"，但由肝之窍的目所接收的视觉信息，必须传导至心才能形成相应的视觉感知，因此《证治准绳》说："**目窍于肝而用于心。**"听觉信息的接收器是耳，耳与内脏的关系虽然是"**肾开窍于耳**"，但耳所接受的外部听觉信息，必须内传至心方能产生相应的听觉感知，所以《济生方》指出："**肾气通耳，心寄窍于耳。**"嗅觉信息的接收器是鼻，鼻为肺之窍，但嗅觉信息必须内传于心方能产生相应的嗅觉感知，故《东垣试效方》说："（鼻）**以窍言之肺也，以用言之心也。**"味觉信息的接收器是舌，"**心开窍于舌**"，但味觉的产生并不在舌，仍需由舌将味觉信息内传至心，而由心生。

2. 躯体感知

关于躯体觉，由于其深浅不同，性质有别，可有不同的感受器，但都位于躯体，故可统称为"身"。躯体觉以痛觉最具有代表性，痛觉有浅、深之分。浅部痛觉是肤觉的一种，其感受器位于皮肤。皮肤接收外界致痛刺激后，传导到心才会感知疼痛，即所谓"痛由心生"。深部痛觉的致痛刺激来于体内，其疼痛形成的机制比较复杂，但同样也与心神密切相关。《黄帝内经》说，"**诸痛痒疮，皆属于心**"，王冰注曰，"心寂则痛微，心躁则痛甚"，因此痛阈的高低与心神状态密切相关。传说三国时关公"刮骨疗毒"，因其是具有顽强意志的大英雄，坦然面对而毫无惧色，可见其痛阈之高。调节心神状态，对提高临床治痛的疗效具有重要的意义。

3. 针感

在针灸中所出现的"针感"，是一种特殊的感知。针感又称为"得气"，"刺之要，气至而有效"，因此得气是针灸疗效的关键。得气与否也与心神密切相关，"神动则气行"，故神易动则气易行，得气快而针感也强；反之，神不易动则气不易行，得气难。神之活跃程度，与人格体质密切相关，临床调神也至关重要，故《黄帝内经》强调"凡刺之真，必先治神"。

4. 感知异常

因为"心主神明"，所以感知觉是否能正确地反映所感知的客观事物，关键在于心神的感知是否正常。心神感知正常时，就能产生正确的感知觉；若心神感知出现了问题，则就会出现错误的感知。错觉是"有中生异"的错误感知，与感知的距离、方位、光线，以及物理、生物等诸因素有关，尤其是与心理因素密切相关；幻觉则是"无中生有"的错误感知，与心神状态密切相关。反复出现的幻觉，则是心神失常的表现，因此在神志病的诊治中，应予以严重的关切。

（六）五脏情志论

这是中医心理学的情志理论。情志是七情、五志的统称，是中医学对情感、情绪的概括。五脏情志论是运用中医理论具体阐述人的情感过程，以及情志与内脏相关及情志因素致病与治病的理论。因其强调五脏与情志的关系，凸现了中医心理学情志理论的特色，故称之为"五脏情志论"。

1. 情志与内脏相关

我们从以下几方面来阐述情志与内脏的关系。

1）情志产生于五脏气化活动

《黄帝内经》明确指出："人有五脏化五气，以生喜怒思忧恐。"这就是说，情志是以五脏气化为生理基础的情感过程。人非草木，孰能无情，情志活动乃人之常情，当人体受到情感刺激以后，内在脏腑气机首先发生相应的变动，然后才产生相应的情志变化，并且通过各种表情动作外显出来。情感刺激，主要是指人的欲望、需求是否获得满足的内心体验。因"心为五脏六腑之大主"，所以这种体验将分别作用于五脏，影响其气化活动，表现于外则可产生表情、行为的相应变化。

2）情志与五脏的对应关系

"**五脏化五气，以生喜怒思忧恐**"，情志的产生是脏先动于内而情再形于外，两者之间具有五脏与五志相互对应的关系，即肝在志为怒、心在志为喜、脾在志为思、肺在志为悲（忧）、肾在志为恐。这是由于心对不同性质的情感刺激体验分别作用于相应之脏，影响其产生相应的气机变化的结果。

3）情志过度内伤五脏

这个"过"有两方面含义。一是过强，即情志变化过于激烈；再一个就是过久，就是说强度虽然不激烈，但时间持续太久。情志变化不论是过强还是过久，都会内伤五脏而致病，这就是中医病因学中所说的七情病因。七情致病有一定的规律，既然七情是五脏气化产生的，因此七情内伤首先是伤及五脏的气化活动，造成气机紊乱，进一步可伤及五脏。内伤五脏，在一般情况下也有一定的规律，即怒伤肝、喜伤心、思伤脾、悲伤肺、恐伤肾。但是大家别忘了，因为心主神明，所有情的产生都首先是通过内心的体验，因此情志太过皆可伤心；另外，还要注意的是肝主疏泄、调达气机，情志太过首先伤气，肝必然要受影响。因此，七情内伤五脏，虽然有五志对应五脏的一般规律，但也有心、肝二脏最易受到影响的特点。

4）情志相胜治病的机制

情志相胜，是中医心理学传统的情志疗法。这一疗法就是在中医心理学"五脏情志论"的情志与内脏相关理论指导下操作的。五脏情志纳入到五行系统中，怒属肝木、喜属心火、思属脾土、悲属肺金、恐属肾水，运用五行相互制胜的规律，则可以总结出情志相胜疗法为：怒伤肝，悲胜怒；喜伤心，恐胜喜；思伤脾，怒胜思；悲伤肺，喜胜悲；恐伤肾，思胜恐。这种情志治疗的方法，在古医典籍中有很多经典的验案，在民间也广泛地流传着。例如，"范进中举"的传说。

2. 情志过程由心神主导

1）情志活动的本质

情志活动的本质，是以心神为主导的相互协调的脏腑机能活动的一种体现。其具体过程为，外部的情感刺激通过感官传导至心，通过内心的不同体验，主使某脏发生相应的气化活动，形之于外而表现为情。在整个情感过程中，心始终是处于一个主导的地位，正如《医门法律》所说："*故忧动于心则肺应，思动于心则脾应，怒动于心则肝应，恐动于心则肾应，此所以五志唯心所使也。*"

2）心神状态影响情志变化

情志变化除取决于情感刺激因子的质和量以外，更主要是取决于心神的状态。

心神状态因人及不同的病理变化而异，因而不同个体、不同疾病，皆可表现出不同的情志变化特点。心神的状态和人格气质密切相关，不同的人由于气质不同，心神状态也不一样。有的人心胸开阔，性格豪放，所以对一些不良的情感刺激无所谓，顶多一笑了之，即使生气了，也很快就会释然；但有的人心胸狭小，稍有一点刺激就会发生明显的情绪变化。人患病以后，由于心神状态的改变，往往性情也随之发生了相应的变化。比如一个平素性情温和的人，患病后变得烦躁易怒，怒为肝之志，病后烦躁易怒，多是肝气郁结或肝火旺盛所致。这是由于心神调控情志的能力受到疾病的影响所致，根据这种情志的异常变动，可进行情志辨证。

（七）心之意志论

这是中医心理学的意志理论，借用古代先贤"**志者心之所之**""**意者心之所发**"的"心之"取义，强调人的意志是由"心"所主导的心理过程。

1. 意志概念

意志是现代心理学的名词，是人的心理过程重要内容之一。根据意志概念的内涵，中国古代将其称作"志意"，或统称为"志"，也有统称为"意"者。关于志意，《黄帝内经》中存在着两个不同的概念范畴。《灵枢·本神》载："**心有所忆谓之意，意之所存谓之志**"这里的意、志，指的是由外向内的心理过程。而《灵枢·本脏》载："**志意者，所以御精神，收魂魄，调寒温，和喜怒者也……**"指的是由内向外的心理过程。从心理过程的指向性来看，这是两个完全不同范畴的概念，前者属于认知范畴，后者属于意志范畴。我们在这里要讨论的是意志范畴的"志意"。但若细分，志和意还是有所区别的。张介宾在《类经·脏象类》中指出："**心有所向而未定者，曰意**""**志，为意已决而卓有所立者**"。这就是说，内心想要干点事，还没确定下来的时候叫意，表示有意向性；意已决，确定下来不改就这么办了，这叫志，表示已立志，下定决心了。在意志过程中，意位志之前，志是在意的基础上确立的。

2. 意志过程

中国古代对意志过程讨论得很详细，并留下了很多宝贵的论述。高觉敷先生在其所著《中国心理学史》中，总结了孔子对意志过程"立志""笃信""有恒"的三段论，认为这要比现代心理学意志过程"动机""执行"的两段论更全面。我们在整理中医心理学意志学说时，提出意志过程是由心神主导的，由"意"到"志""行"，最后到"功"。功，就是对意志行为效果的检验，源自于墨子的"志功说"。墨子对意志过程完成后的评价体系，提出了"**合其志功而观**"的光辉命题，认为应将动机和效果相互结合来评价意志过程之成败。意志的全部过程都是由心主导的,可将心在意志过程中各阶段的作用归纳为"四心",即"动心""决心""信心""恒心"。动心,是意志过程的初始阶段,对某些事情心有所动,可有多个意向,但都尚未确定,还在选择中,此即为"意";决心,是在意的基础上,经过认真思考,最后选中一个目标,决心再不改变,这就是立志,从动心到决心,就是由意进展到"志"的过程;"信心",是指立志后在执行阶段首先必须要具备的心理素质,信心是意志品质的重要体现,也是意志行为能否顺利执行的首要条件;"恒心",是指执行过程中所具有的克艰攻难、坚持到底的坚韧性,这是事业成功的重要保证,也是意志品质的重要体现。

3. 意志功能

意志具有强大的动力作用,关于意志的功能可归纳为以下几方面。

(1) 意志是克艰攻难的动力源泉:可产生"不怕牺牲、排除万难"的勇气。《墨子》早就提出:"*勇,志之所以敢也。*"坚强的意志可以产生战胜一切的勇气。

(2) 意志能调控人的行为:人的欲望在后天逐渐膨胀起来,因此孔子提出要讲道德规范,不能让欲望无限制膨胀,所以人要制约自己的行为。制约自己的行为靠什么?靠意志,没有意志就调控不了自己的行为。所以曾子说:"*非礼勿视,非礼勿听,非礼勿言,非礼勿动。*"只要有坚强的意志就能够做到。荀子认为通过意志,行为举止都可以调控,"*自禁也,自使也;自夺也,自取也;自行也,自止也*"。调控自己行为的意志很重要,要没有意志调控的话,人就会为所欲为,整个社会都乱了。所以意志很重要,它也是人和动物的重要区别,因为人能用意志调控自己的行为,使之符合道德规范。

(3) 意志能调控人的机体:心神主导着人的精神活动,"*总统魂魄而兼赅意志*"为"五神"之总领。但《灵枢·本脏》又明确提到:"*志意者,所以御精神,收魂魄,适寒温,和喜怒者也。*"由此可见,心神对精神魂魄以及情志的主导作用,只是发号施令,具体执行者则是意志。意志能够驾驭精神、收摄魂魄,调和情志,这是调控机体生命活动的精神方面,而"适寒温",则是以机体对寒温的调控能力为例,说明意志对机体生理功能的调控作用。在顽强意志的调控下,人的生理极限是可以突破的,如抗美援朝战争中邱少云烈士,之所以能经受常人所不能忍受的烈火烧身的痛苦,突破生理极限一动不动地潜伏在敌人阵地前,就是因为具有一种为了胜利、为了战友安全而不怕自我牺牲的顽强意志。

(4) 意志在疾病治疗康复中的作用:在疾病治疗和康复中,意志也起到重要作用。意志是能动的意识,人的主观能动性就是意志最突出的体现。这个意志在疾病的治疗和康复过程中，主要表现在人的主观能动性上。将其调动起来，就可以充分发挥意志"御精神"对机体的调控作用，有利于疾病的治疗和康复，否则"**精神不进，志意不治，故病不可愈**"（《素问·汤液醪醴论》）。所以在临床，医生对患者不仅使用"针药"治病，更应充分认识到意志的作用，积极给患者做心理疏导，提高患者的心理素质，增强其战胜疾病的意志力。关于这个问题，我曾撰文"中医心理学临床应重视意志的动力作用"，对此进行了较为详细的阐述，这里就不多说了。

（八）阴阳睡梦论

这是中医心理学的睡梦理论，是运用中医学的阴阳学说来阐述睡梦机理的具有中医特色的睡梦理论。人的生命有三分之一时间是在睡梦中度过的，因此讨论睡梦的心理问题，才能完善对生命活动全部心理问题的认识。

1. 睡眠

现代心理学认为，睡眠不仅是觉醒的简单结束，而且是大脑产生的一种主动抑制过程，睡眠并非完全失去意识，而是处于与清醒相对的意识状态。睡眠是身心健康的重要保证，具有恢复精力、解除疲劳的作用。中医学将睡眠与觉醒分为阴阳，睡眠为阴，谓之"寐"；觉醒为阳，谓之"寤"。寤寐是阴阳动静两种不同的机能状态，寤寐的交替循环是生命活动中最重要、最明显的节律，以使人能有作有息，有劳有逸，有张有弛，维持正常生命活动。

1）寤寐形成的阴阳机制

（1）昼夜阴阳变化：这是"**日出而作，日入而息**"寤寐昼夜节律形成的最基本机制。昼为阳、夜为阴，昼夜阴阳盛衰不同，人也应之，故"**阳气尽阴气盛，则目瞑；阴气尽而阳气盛，则寤矣。**"（《灵枢·口问》）

（2）卫气阴阳出入：卫气在人身的运行规律是，清晨由内出外，也就是由阴出阳，白昼运行于阳分，神随之外出应景接物而寤；入夜则卫气由外入内，也就是由阳入阴，神随之也内归于舍而寐。故《灵枢·大惑论》说："**夫卫气者，昼日常行于阳，夜行于阴。故阳气尽则卧，阴气尽则寤。**"简言之，即卫气由阳入阴则寐；卫气由阴出阳则寤。

（3）心神阴阳动静：寤寐是意识状态的不同表现形式，受心神的主宰，与心神状态的阴阳动静密切相关，神静则寐，神动则寤。正如《景岳全书》所言："**盖寐本乎阴，神其主也。神安则寐，神不安则不寐。**"简言之，心神处于阴静的状态则寐；心神处于阳动的状态则寤。

2）维护正常睡眠的关键

根据寤寐形成的阴阳机制,维护正常的睡眠-觉醒节律,首先必须要有符合昼夜阴阳变化的合理作息;还要经脉阴阳通利,使卫气阴阳出入道路畅通;更重要的是要脏腑阴阳协调、气机升降相因,使心神动静状态正常。因此,阴阳协调是维护正常睡眠的关键,阴阳失调则是发生睡眠障碍的根本原因,而协调阴阳则是睡眠障碍的治疗大法。

2. 梦

梦是伴随睡眠所产生的一种特殊的心理现象。

1）梦的本质特征

梦是在睡眠中发生的,这是梦的重要特征之一。《墨子》说,"*梦,卧而以为然也*",《荀子》说,"*心卧则梦*",都指出了睡眠是做梦的先决条件,因此《说文解字》释"梦":"*寐而有觉也。*"

梦是睡眠中的一种特殊心理活动,与觉醒状态下的以概念为基本要素的意识活动不同,是以"意象"为基本要素的意识活动。《荀子·解蔽》说:"*心卧则梦,偷则自行,使之则谋。*"阐述了梦这种在睡眠中发生的心理活动,是自己不能"使",即摆脱自我控制的"偷则自行",是与在觉醒状态下,心神主"使"的思虑谋划等意识活动不同的特殊心理活动。

2）发梦与阴阳

梦的发生,与机体的阴阳变化也有着密切的关系。

（1）梦与睡眠深浅之阴阳:梦伴随睡眠而产生,睡眠又有深浅的周期变化,直接影响着梦的发生。就寤寐而言,寤为阳,寐为阴。睡眠状态属阴主静,但阴中又可再分阴阳,深睡为阴,浅睡为阳。根据睡眠中脑电波的变化,可将其分为快波（FWS）和慢波（SWS）两类。快波睡眠比较轻浅,易受外界刺激而发梦,此为阴中之阳;慢波睡眠比较深沉,不易受外界刺激而少梦,此为阴中之阴。阴阳转化,故一夜间出现快、慢波的周期变化,而有多个梦的发生。

（2）梦与卫气行内之阴阳:卫气昼行于阳而寤,夜行于阴而寐。梦是在夜寐中发生的,也就是说在卫气夜行于阴分时发生的。但阴也有三阴多少之分,即太阴、少阴、厥阴。其中太阴为三阴,阴气最盛,为阴中之至阴;少阴为二阴,阴气次之,为阴中之阴;厥阴为一阴,阴气相对最少,阴消阳长,故为阴中之阳。因此从卫气运行的角度,梦是发生在卫气运行至阴中之阳的阶段,此时梦的活动不同于卫气行于阳分的自主意识活动,而是在睡眠中当阴气消长变化至不能完全制阳时所发生的无自主的意象活动。

（3）梦与神魂动静之阴阳：白日神动为阳，夜间神静为阴；阴中再分阴阳，则魂随神静无梦为阴，魂离神动发梦为阳，故发梦仍未离阴阳之理。

3）梦象与阴阳

梦象，是指梦中的景象，又称为梦境。影响梦象的因素很多，如四时寒暖、风雨雷电等自然界的阴阳变化、喜怒悲忧等情志的阴阳变化、饥饱予取等生理上的阴阳变化等。中医学认为，梦象还反映着脏腑气血的阴阳变化。脏腑气血调和，营卫运行正常，寤寐有序，多发"正梦"且醒后即忘；若阴阳失调，脏腑气血紊乱，营卫运行失常，可造成"淫邪发梦"的病梦，出现与阴阳失调密切相关的梦象，大多具有与病性、病位属性相似的特点。具体可参读《灵枢·淫邪发梦》。特别是疾病初期，在觉醒状态无所觉察的情况下，噩梦往往是其先兆，故有"噩梦兆病"之说，这种梦象在临床上具有早期诊断的意义。

（九）人格体质论

这是中医心理学的人格理论，在"形神合一论"思想指导下，强调人格与体质密切相关，所以称为"人格体质论"。人格体质论不仅从先天和后天两方面，阐述了人格与体质相关的物质基础，还介绍了《黄帝内经》按阴阳五行将人格分类为"**五态人**"和"**阴阳二十五人**"，因此具有浓厚的中国传统文化特色，是中华本土的人格学理论。此外，还特别推出基于《黄帝内经》"**五态人**"而研发的薛-杨氏《五态人格测验》，这是我国首个自己研发的符合中国国情的心理测量工具。

纲举目张

心主神明、心智成长

主讲人◎曲丽芳

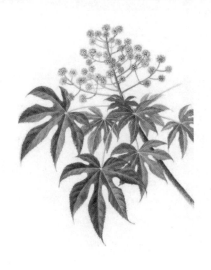

澄心
息虑

主讲人介绍

　　曲丽芳,上海中医药大学教授,香港大学中医药学院客座教授,主编《中医神志病学》《杏林趣事》《精神心理疾病历代名家验案选粹》。曾赴悉尼大学、中国香港大学、马耳他大学、东芬兰大学、马来西亚国际医科大学及德国、泰国等地讲授中医。国内外专业刊物发表论文60余篇。临床擅以中药、针灸、心理三法合一治疗神志、情志类疾病。

西方现代心理学迅猛发展，其在快速东移的过程中既促进了中国现代心理学的快速发展，也唤醒了国人对中医心理学和本土心理学的重新认识和探究。中医心理学的理论体系肇始于《黄帝内经》，其原理与现代心理学有诸多相似相通之处。中医学认为"心藏神，主神明"。中医心理学主要关注和研究心神，并根据新生命个体发展的不同阶段和功能，有"本神、元神、识神"之分，三者对心理发展、心智成长和心理健康均有重要影响。本讲座重点阐述了《黄帝内经·灵枢·本神》篇的心主"任物"和"处物"的认知发展过程，和《黄帝内经·素问·灵兰秘典论》篇的"心主神明"在心智成长和心理健康中的心理学意义，及其两者的关系和影响，提出心理问题或多或少都与"任物"和"处物"的认知过程中的心神异染、心主不明相关。预防心理疾病从出生时的心主"任物"的认知过程开始，就应关注"心主神明"在"教、养"过程中的重要作用，使其成年后具备"因智而处物"的心智健全和健全人格，治疗方面倡导自我修心明神。

一、引言

"心主神明"是《黄帝内经》提出的中医心理学命题。中医学认为心藏神，主神明。中医心理学以心神为研究核心。心开窍于舌，神为形之宰，形为神之宅。通过语言、行为观察，以思辨方式推测心理活动及其动机，发现问题所在，给予针对性的心理治疗。《鬼谷子·捭阖第一》言："观阴阳之开阖以命物，知存亡之门户，筹策万类之终始，达人心之理，见变化之朕焉，而守司其门户。"其中的"达人心之理"，说明古人对心理现象早就有所研究，并已运用于军事心理战方面。要透彻了解中医学的"心神"，需从中国文化中"神"的起源和中医学中"神"的概念、分类、来源、发展、功能及其影响因素等方面进行探究，方可窥其全貌。

二、神的概念

中医学是上下五千年绵延不断的中国传统文化的主要载体和主要传承者。中医心理学以《黄帝内经》为基础，军事心理学以《鬼谷子》为源头，中国本土心理学以儒家学说为核心。位于群经之首的《易经》确立了中国古代的哲学观，并影响了中国文化和中医学术千年。哲学决定思维，思维掌控心理活动。心理现象本质上是一种文化现象。中国传统文化中的"神"的概念与中医心理学的"神"的概念近乎一致。《说文解字》谓："神，天神引出万物者也。"天在上，无形为圆，实指空间和大自然；神是指高高在上、无形可见的神奇自然力。甲骨文"祁"右边表示一人弯腰曲膝跪拜，左边表示供桌和祭品，桌前空无一物，这与今日中国西藏地区喇嘛堆挂经幡和内蒙古地区敖包敬山神、水神、草原之神等形式和行为相似，敬畏的都是创造万物、掌控万物的自然神力。《周易·系辞上传》曰："神无方而易无体。"无方即无形。古有"天圆地方"之说，实为哲学概念：天无形为圆，地有形为方，太极无形，因而画作圆⚊。"神无方"，就是说"神"无"形而下"之"器"实体。《易经》的哲学观是道、象、器三位一体。"形而上者谓之道，形而下者谓之器""一阴一阳之谓道""见乃谓之象，形乃谓之器"。"器"字由上下4个方形构成，方代表有形。"器"层面的认识和研究主要是从有形之实物和实体方面的验证性和量化性研究。现代科学（包括西医学）主要从"器"层面对有形实体进行量化研究，中医心理学主要从"象"层面研究心理现象。只有理解了《易经》中的道、象、器三位一体的认识论，才能理解中医理论体系中的阴阳学说和藏象学说，才能理解中医的心理学原理。《黄帝内经·素问·天元纪大论》谓："阴阳不测谓之神，神用无方谓之圣。"从甲骨文祁字的形态构造可知，神的原始含义是人类祭拜自然神力的一种仪式和心理行为。《黄帝内经·素问·宝命全形论》言："道无鬼神，独来独往。""神"创造万物，神秘莫测，无所不能，无所不在，不以人的意志而存在，更不以人的意志而改变，远在人类掌控之上，进而引出对自然神力的至高敬畏和系列崇拜之举：居山敬山神，傍水敬河神，航海敬海神，耕种敬土地神等。这与后来被一些不是别有用意就是仅具有"形而下"认知能力的人将自然神力人格化，即"形而下"的"器化"后重新塑造的、实体展示的"神像"有着本质上的区别。

人由自然力创造，生命现象是自然现象之一，生命力是自然力的一种特殊表现形式。天神创造人神，神的概念因此引入中医学。《素问·至真要大论》曰："天地之大纪，人神之通应也。"古代中医在神的认识上与中国本土宗教——道教相似。《黄帝内经·素问·刺法论》明言："是故刺法有全神养真之旨，亦法有修真之道，非治疾也。故要修养和神也，道贵常存，补神固根。精气不散，神守不分，然即神守而虽不去，亦能全真。人神不守，非达至真。至真之要，在乎天玄，神守天息，复入本

元,命曰归宗。""神守""归宗"涉及宗教,宗教的产生源于人类对生命终极的探究,
其内容与心理学密不可分。归宗心理学或归根心理学是中医心理学的重要组成
部分。

三、神的分类

《黄帝内经》论神或涉及神的内容近乎一半,后经历代医家补充,得到进一步发
展。中医学中的神从生命开始,随着个体生命发育展开过程有本神、元神和识神之
分,三者都与心主神明、心智成长、心理健康密切相关。

1. 本神

本神又称原神,见于《黄帝内经·灵枢·本神》篇名。《说文解字》谓:**"木下日
本。"**从汉字朱朱本的演变中可知下面中间略粗大的部分和"一"横者,即为"本",其
意同"源"和"原"。因而本神又称原神。甲骨文 𠷱 中间三点和金文 𠩺 中间的"T"
形,即为"源"和"原"。《说文解字》曰:**"原,水本也。泉水始所出为百源。""源,本原
之原。积非成是者,久矣。"**本神深藏不露,是生命根蒂和本性所在。《黄帝内经》数
言**"得神者昌,失神者亡"**,即指此神。《黄帝内经·素问·五常政大论》的**"根于中
者,命曰神机,神去则机息。根于外者,命曰气立,气止则化绝"**,也指此神。根据
《黄帝内经·灵枢·本神》篇的**"生之来谓之精,两精相搏谓之神"**,新生命的诞生和
新生命本身就是神。这是中医心理学的"人本主义"观念——将每一个生命个体都
视为神。两精所以能相搏,创造新生命,是因为两精中有本神。没有本神,两精不
能相搏,精卵不能结合,男不育,女不孕,新生命无法诞生。**"两精相搏谓之神"**阐明
了中医的"精神"观,与儒、道、释三家的"形神合一、身心不二"同义。

毋容置疑,人类在进化长河中既获得了复杂的形体结构,同时也一定获得了复
杂的心理结构。《黄帝内经·灵枢·五色》篇云:**"积神于心,以知往今。"**本神承载、
积淀、浓缩了人类自进化以来所获得的全部生命信息,包括各种刻骨铭心的生存体
验、生存本能和心路历程。人的各种神奇能力,如学习力、领悟力、记忆力、想象力、
创造力、思维力、认知力、忍耐力、意志力、自制力、自知力、智商、情商等,以及孺子
可教与不可教、人格形成的趋向性、人格塑造的可能性等,都与本神相关。孔子言:
"食、色,性也",也是本神功能的外展。

本神深藏不露,是荣格心理原型产生的基础,是心理活动的后台和支柱,是人

格形成和发展的根基,也是内驱力产生的根源。本神属于无我或超我状态,或超意识或无意识层面,人类的一般意识难以察觉,因而被现代科学心理学所忽略。现代心理学对人类心理的研究多为断代研究,即多从来访者这一代探究心理问题产生的根由,最多追溯至上二代或三代,忽略了从生命链上发掘心理问题产生的深层次根源。

2. 元神

元神又称脑神,见于明朝李时珍《本草纲目》辛夷条,"*脑为元神之府*"。《黄帝内经·灵枢·本神》曰:"*两精相搏谓之神*"。两精相搏前,各自含有的神为本神,相搏后新生命诞生,启动并推动新生命过程的神奇力量就是元神。《说文解字》曰:"*元者,始也*""*气之始也*"。气象万千,有气就有象,有象就有见。从古至今,元字字形虽有所变化,但字义未变。第一横代表天,第二横代表地,第三左撇代表左根系先向下,第四右竖弯钩代表右根系先向下,待根基已稳,生机勃发,生长向上,冲出地面,生机显露,方可察觉。所以,元神的功能也是人类的一般意识难以察觉的。母腹中的胎儿没有意识,也没有记忆。

本神是元神的源,元神是本神的流。本神是生命的静而潜伏,元神是生命的动而勃发,两者有先后,但密不可分。生命化育之初,胚胎组织及器官不断发育,必然也伴随着"本神"和"元神"的展开和发育。《黄帝内经·灵枢·天年》曰:"*黄帝问于岐伯曰:愿闻人之始生,何气筑为基,何立而为楯?何失而死,何得而生?岐伯曰:以母为基,以父为楯,失神者死,得神者生也*。"即强调了本神和元神在生命肇基化元过程中的主宰和掌控作用。

生命是高度精密的自组织过程。《黄帝内经·灵枢·经脉》云:"*人始生,先成精,精成而脑髓生,骨为干,脉为营……*"源于父母的先天"两精"在生命化育之初,首先满足"脑、髓"化生所需之精,以满足元神——大脑的正常发育。脑为元神之府。元神之府内充满了"精",脑神就明,此人出生后精力充沛,耳聪目明,思维敏捷,行动灵敏,都是脑神明的表现。反之,若先天之精不能满足"脑""髓"化生所需之精,元神之府——脑内不能充满精,如精亏、精弱、精虚、精衰等,都会影响先天大脑发育或后天大脑退化,前者可致先天性愚钝,后者可致老年性痴呆。属"脑神不明"范畴。《黄帝内经·素问·脉要精微论》云,"*头者,精明之府*""*夫精明者,所以视万物、别黑白、审短长*"是"脑主神明"的理论基础。

元神是新生命过程的第一启动力、激活力,也是激发本神展现于外的神奇力和整个生命过程的推动力。大道归一，万物同理。种瓜不能得豆。所有生命过程都是从种子发芽开始，由内向外展现生命自身固有的本性、根性和种性。每个人的生命过程也必然如此。元神激发、启动，使本神进化、积淀携带的种族、家族和个体的形体及心理特质随生命过程逐步展现于外。一个人的智商高低、形体高矮、五官长相、俊美丑陋、易患疾病等，与先天遗传因素密切相关。同理，一个人的智商、情商、心理特质、人格类型等也必然受先天因素的影响。《黄帝内经·灵枢·阴阳二十五人》对此有详细描述。

在人类进化发展的生命长链上，每个人都仅作为其中一环而短暂存在，他或她的形神特性既承袭了先辈们的特点，又融入了自身生命过程的特质，每一代既是前代的复制品，又是在后天环境影响下的改良品，进化后的创新品，薪火相传，绵延不绝。就形体而言，元神主宰掌控如呼吸、心跳、代谢、生、长、壮、老、已、本能欲望等由进化获得的，不是由后天学习获得的诸多本能活动。就精神而言，元神与无意识、直觉、第六感等有关，是心理活动的内驱力产生的源泉。

3. 识神

识神又称心神，是一个集合概念，由元神驻守于心以后的心神和肝魂、肺魄、脾意、肾志等五藏神共同构成。识神统领后天认知发展过程，其中心神是认知发展的主体和主宰。《黄帝内经·灵枢·天年》云："*黄帝曰：何者为神？岐伯曰：血气已和，荣卫已通，五藏已成，神气舍心，魂魄毕具，乃成为人。*"原文一言：人就是神。二言："神（元神）气舍心（心神），魂（肝）魄（肺）毕俱"的形身发育过程就是元神驻守于心、成为心神的过程。三言：只有神、魂、魄毕具，才能成为人。失神者亡。人无本神即死；只有元神而无识神，人处于昏迷状态，或植物人状态；只有识神在，人才有意识、思维、情感、精神等心理活动。识神属后天之神，本神属先天之神，元神介于两者之间，它们之间有主次，有先后，是本与末、源与流的关系，不容混淆。另外，此段经文只言及神、魂、魄，未提及意和志，因为意和志是出生后随认知发展而逐渐获得的。说明古人对心理发展过程的观察是相当的精准和细致。

由上可知，中医心理学认为人的心理特质在形成发展过程中受三种因素影响：一是本神进化而来的先天积淀，遗传携带，代代相传，属先天本有和固有；二是元神激活，对心理发展和人格塑造有导向作用，有时起决定性作用，是内驱力和本能愿望之源；三是识神在出生后通过外部世界的认知对心理成长的影响，是心主神明、心神修明、心智成长、心理健康和心理治疗的主体。本神属无意识或超意识，元神向内心深处与本神相连时属无意识。元神向外与识神相连时属潜意识。识神在人清醒时寓于五官神窍属意识层面；识神回归五藏，在人睡眠时属潜意识层面，如睡梦时的意识活动。弗洛伊德《梦的解析》认为，"**梦是潜意识浮上意识层面的意识。梦是通往潜意识的大道，是窥探内心世界的窗口。**"实际上梦境中的言行也是一种心理现象。

我们每个人所能感知的只是识神掌控的那部分较浅的意识活动，深层次的潜意识和无意识我们无法感知，更不能掌控。所以，我是我，我又不是我；我知我，我又不知我。三者关系如图2-1所示。

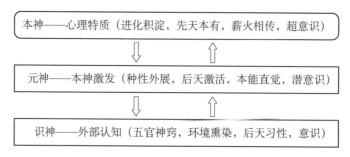

图2-1 本神、元神、识神的关系

每个人的心理特质和人格形成必受本神的种性根性、元神的激活外展、识神的修心明神三种因素的持续影响。种瓜绝不能得豆。在生命过程中，源于精子和卵子内部的"种性根性"——形体特质和心理特质，随形神发育而同步展开，如同种子发芽、开花般，代代相传。《黄帝内经·素问·气穴论》曰："**圣人易语，良马易御**"，《黄帝内经·灵枢·大惑论》曰："**心有所喜，神有所恶。**"因此，人有本能的好恶取向，孺子有可教者，有不可教者。

4. "任物""处物"与心智成长

心主"任物"与"处物"阐述了中医学的认知发展过程。《黄帝内经·灵枢·本神》篇曰："*……所以任物者谓之心，心有所忆谓之意，意之所存谓之志，因志而存变谓之思，因思而远慕谓之虑，因虑而处物谓之智。*""任物"和"处物"概括了中医心理学的认知发展过程，"意"和"志"的形成过程及心智发展过程。从生到死的整个过程都与心主神明和修明相关。了解"任物"与"处物"的发展过程，就可洞察来访者心理问题的产生根源及症结所在，心理治疗就更有针对性和疗效性。

1）心神任物——信息感知

"*所以任物者谓之心*"是指心神主导五官神窍接收各种感官刺激和信息。心神所能感知接收的信息的来源有体内、体外两种，所以心神"任物"的途径及过程也有体内、体外两种。体内一是源于本神和元神的激发,如意识返祖现象;二是体内的生理病理状态,如饥渴感、二便感等。体外源于外界各种刺激。两种途径互相影响。

（1）"任物"于外,知类在窍。体外"任物"过程由神、魂、魄、意、志五藏神,及其所配属的眼、耳、鼻、舌、口五官,皮、肉、筋、脉、骨五体共同参与,心神主导,协调完成。从婴儿第一次睁眼看世界,不断接受各种耳濡目染、言传身教的过程,乃至读书学习、就业工作等,都是不间断地"任物"过程。这一过程包括肝魂目接收并传递的视觉信息;肝主筋接收并传递的运动觉、平衡觉信息（肝开窍于目,藏魂,主筋）;肺魄鼻及皮肤接收并传递的触觉、感知觉、嗅觉等信息（肺开窍于鼻,主皮毛,藏魄）;心神舌所表达传递的语言信息（心开窍于舌,主血脉,心藏神,血舍神）;脾意口接收并传递的味觉信息和深部感知信息（脾开窍于口,主肌肉,藏意）;肾志耳接收并传递的听觉信息（肾开窍于耳,主骨,藏志）等。汇总于心（神）的高度概括五官皆为神窍,其感知功能是神识功能的重要组成部分。识神又谓神识,是认知过程的主体,但识神不完全等同于心神。心神若无魂、魄、意、志其他四藏神辅佐,就无法完成认知过程,如图2-2所示。

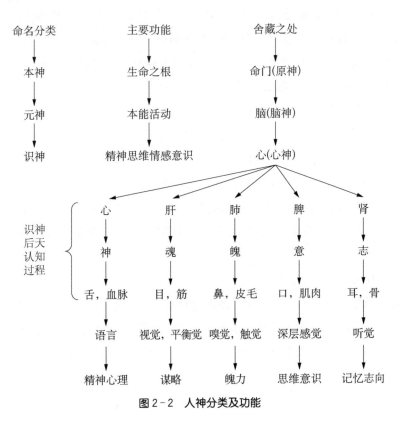

图 2-2　人神分类及功能

"**所以任物者为之心**",一方面强调五官感知外界事物的过程由心(神)所主;另一方面强调只有心(神)的参与,五官才能感知外界事物。走神分心、神散不聚、神迷不明、神昏及神不寓于五官者,都不能正常进行或完成"任物"过程。

《鬼谷子·本经阴符》曰:"**知类在窍**。"知类泛指感知、认知一类的功能,窍指感官之窍,如眼、耳、鼻、舌、口、二阴、皮肤毛窍等。官窍在表,说明人对体外信息的感知、认知过程由各种感官之窍共同参与,协调完成。《鬼谷子·权篇》又曰:"**耳目者,心之佐助也**。"《类经·五癃津液别》云:"**是以耳之听,目之视,无不由乎心也**。"张介宾也强调了耳目二窍辅佐心神完成"任物"功能。"任物"过程既可以是心神正面熏染、不断修明的过程,也可以是心神负面熏染、迷蒙异化的过程。常言道:"三岁看老",这与西方心理学的"人生脚本说"有些许相似。古人的胎教和早教都有"**目不视淫色,耳不闻淫声**"的说法,强调五官神窍的功能都需具有君子之德的心神支配与统领,即儒家所说的"**君子非礼勿视,非礼勿履**"。

(2)"任物"于内,神志在心。神志是神、魂、魄、意、志五藏神的简称,在外寓于五官神窍,在内舍藏于心、肝、肺、脾、肾五脏。体内的各种生理、病理信息的"任物"感知也由神志主导完成,如各种本能欲望、食欲、性欲等生理需求,饥饿、口渴、疼痛、大小便等生理病理信息等。"任物"于内的另一种特殊形式是梦。梦象既可反映身体状况,又可反映心理状态。《黄帝内经》论梦专篇详述做梦原理,对梦的象征意义有详细描述。梦在睡眠时出现,此时正是形神合一、阴阳平衡、神志协调、身心调整之时。明·张介宾(1563—1640)所著的《类经·梦寐》言:"**梦造于心**"。一曰梦是"心主任物"的一部分,二曰梦与心理状态有关。梦的来源有三:一者,日有所思,夜有所梦,此类梦源于外界刺激。二者,体内正邪相争,扰动五藏神,使其不得安静舍藏所做的梦,可能是疾病的预兆。极端情绪、心境不静、心理失衡等也可导致做梦。三者,"潜意识浮上意识层面的意识",可能是本神中积淀的进化生存体验被激活后的意识返祖现象。所以,古今中外都将释梦作为窥探内心世界和心理治疗的一个重要手段。

2)心有所忆——信息处理

"心有所忆谓之意"是对"所任"之物进行加工、处理、分析,是认知过程中意识获得的第一个步骤。《黄帝内经·灵枢·本神》中把"心有所忆"的信息处理过程概括为"意"。张介宾的《类经·藏象·本神》曰:"**一念之生,心有所向而未定者,曰意**。"意是由心神主导的、在脾(意)参与下的意识思维获得过程,常伴有"意识""意象""意念""意境"等的产生。俗言"意思",说明意识是由思维产生的。意识过程可以是心神根据以往或现有的知识和经验对"所任"之物，即由五官、五体所感知传递的各种信息，进行加工、处理、判断、分析、综合、归纳，最后得出相关结论的思维判断过程，也可以是对所经历过的，包括以往的境事的追念寻思、回忆回放、情景再现或结合意念而对现在境事做出判别的过程。此过程是在意识层面上进行的，属于较高层次的认知过程，与佛家的"眼、耳、鼻、舌、身、意"六识中的"意识"类似，也与现我们所说的认知系统中的思维活动相似。弗洛伊德认为："*凡能为我们所意识到的，必得经过第二个心理步骤所认可……意识是一种特殊的心理行为，它是由感官将其他来源的材料，经过一番加工而成的产品。*""心有所忆谓之意"的意识获得过程正是这"第二个心理步骤"。

因为意包括了诸如意识、意念、意向、意思、意象、意境等诸多内容，所以"*心有所忆为之意*"还为心理治疗提供了一种重要的方法——情景再现。中医学称为"意疗法"。中国心理学家朱建军创立的"意象对话技术"被视为产生于中国本土的、被世界公认的具有实效的心理治疗技术。心理学家通过意识或意境层面上对"所忆"情景再现，结合角色转换、移情易性、打开心结、阐释迷惑、释放疑虑、驱除心魔，达到心理治疗的目的。"所忆"所描述的心理过程可以是"现在进行时"，也可以是"过去进行时"。大凡刻骨铭心的心灵体验都可以超越时空而存在，对心理活动产生久远的影响。因此，"所忆"的过程自然成为心理学家了解心理现象、治疗心理疾病的一个重要而有效的途径。

"心有所忆"可以是一个单一的学习过程，也可以是终身的学习过程。心的即时"任物"主要是感官的感知过程，只是对知识的表面理解或接受，而"心有所忆"则是在意识层面上的深度思考加工，把知识变为智慧的"心悟"过程。此即《论语·学而》所说的"*学而时习之，不亦说乎！*"之意。

3）意之所存——记忆储存

"意之所存谓之志"指记忆过程，即心（神）在肾（志）的参与下，将此前思考所得的意识、意念、意境储存于肾的过程。"志"的原义是记忆。从"意"到"志"既是加工过程，又是记忆过程，同时也是一个经过反复思考、深思熟虑后得出一个决定和志向的过程。在"意之所存谓之志"的过程中，我们逐渐获得了"意"和"志"，包括思想意识的成长成熟与意志力的获得及稳定。意志是一种毅力，一种恒心，一种相对不变的人生目标，一种锲而不舍的精神。意志相对稳定，不易变化。中医学认为肾志包含了人的智力、志向、记忆力等能力。"志"与人的肾精密切相关。年少精足、肾气盛，所以少年好立大志。肾精足，肾气盛，封藏力强，记忆力好，所以"读书趁年少"。

"任物、所忆、所存"代表了环境感知和信息接收、初步加工、记忆储存三个过程，它们是以输入为主的神识过程。三个过程相辅相成、高度协调、瞬间完成。如《黄帝内经·灵枢·本神》篇的"**随神往来者谓之魂**"中的肝魂（目）所见之物，心神同时"任物"，并"有所忆"，即刻做出判断是已知，或未知。若神、魂不相随，"走神"或"掉魂"，则心神无法正常"任物"，感知、认知、意识、思维、判断、储存等认知过程便无法正常完成。学习过程如果是一个完整的"任物、所忆、所存"过程，知识就会记忆得比较牢靠和久远。这些都需要"心主神明"为前提，"学霸"和"学渣"的学习差异也在于此。

4）志而存变——深度思考

"因志而存变谓之思"代表了思想意识的成熟与完善过程，是一个根据环境不断调整"志"的过程，是知识经验不断积累和思考能力提升的过程，但与之前"心有所忆谓之意"的思考相比，两者思考的深度和高度显然不在一个层面。张介宾《类经·藏象》曰："**意已决而卓有所立者，曰志**"。因"忆"所思是对外界信息的简单初级判断，因"志"而思是对内在积累知识的深度加工。量变引起质变，最后知识升华，智慧增长，心灵顿悟，达到心智成长的目的。

5）思而远慕——深思熟虑

"**因思而远慕**"指从长计议，为志向或理想的实现而反复思考、深思熟虑的过程。"因思而远慕谓之虑"。慕、虑有谋虑、谋略的含义。《神灭论》提出，"**浅则为知，深则为虑**"。宁静而志远，大志生谋略，大事三思而行，都与慕、虑的过程相关。志向的确立和理想的实现都应以"心主神明"为前提，否则会诱发妄想或狂想，甚者发展为妄想症、狂想症或白痴学者。

6）虑而"处物"——知识生智

"**因虑而处物谓之智**"是心智成熟的表现。"处物"是用智慧去分析、处理各种事务的能力。杨上善（585—670）所著的《黄帝内经太素》曰："**智，亦神之用也，因虑所知，处物是非，谓之智也**。"思考出智慧，谋虑生智慧。所以，思、虑、智是知识积累升华、由量变到质变的生智过程，也是将各种知识化为己有，并能输出、加以灵活运用的过程。思、虑、智三个阶段是"任物"后将知识升华生智，获得"处物"能力的过程。

从"任物"到"处物"的认知发展过程浓缩概括了中医心理学关于人类心智发展的全过程。从生到死，基本上可归纳为三个阶段：

（1）认知过程——"任物"。由眼、耳、鼻、舌、身等感官对外界信息的感知接收过程，从出生第一眼看世界，到闭眼离开人间，伴随终身。五官神窍通过外在环境的刺激感知，结合本性反应，影响心主神明的修明过程和明晰程度。

（2）处理过程——"心有所忆，意之所存"。在"意识"层面上经过思考，对信息进行处理、加工和储存过程。去伪存真，去劣存优，吃堑长智，这可以是一节课、一件事、一个阶段的学习过程，也可以是一门手艺、一个工作、一个年龄段乃至一生的心智成长过程，而心主神明须始终相伴。

（3）生智过程——"因志而存变，因思而远慕，因虑而处物"。这是知识深加工、知识再输出、知识再运用的生智过程，也是心主之神不断修明和获得"明"的过程。知识、智商、情商本是中性的，只有在"心主明"的情况下正确使用，才能做出正确的事情。

以上三个过程基本上代表了后天知识的获得过程。因为任何一个过程都必须由心神统领，由"心主神明"引导，最后才能达到"心智成长"的目的。心神不明，会导致聪明反被聪明误。《黄帝内经·灵枢·五色》篇的"积神于心，以知往今"指的正是神识获得知识和经验积累的过程。这可以是一代人的积累，也可以是 N 代人的进化积累。《鬼谷子·本经阴符》的"有所欲，志存而思之。志者，欲之使也。欲多则心散，心散则志衰""意虑定则心遂安，则其所行不错"，"心不虚，志不乱，而意不邪"等，与《黄帝内经·灵枢·邪客》的"心者，五脏六腑之大主也，精神之所舍也"一样，以及后人的"专心致志""宁静致远""淡泊明志"等都强调了心神对魂、魄、意、志的支配、统领、主导作用。心神主"任物"，心智主"处物"。从"任物"到"处物"的过程是心主神明和修明的过程。心主神明不是与生俱来的，必须通过后天的修炼和修正，方能逐渐由"昧"到"明"。如果心神不修明，就会因心神迷蒙、心神异染等产生诸多心理问题，如毒瘾、网瘾等。

《黄帝内经·素问·五藏生成》曰："夫脉之小、大、滑、涩、浮、沉，可以指别；五藏之象，可以类推；五藏相音，可以意识。"关于"五藏相音"，张介宾解释道："相是形相，如阴阳二十五人形。音是五音，如肝音角、心音徵、脾音宫、肺音商、肾音羽。"其实"五藏相音"中的"相"与佛家的"相由心生"中的"相"相似，"音"可以是与场景相伴的声响。由于"五藏相音，可以意识"，而"心有所忆"的意识过程有内、外两个途径，中医学的意疗法就是利用了"心有所忆谓之意"的相、音——情景再现来治疗某些心理疾病。"杯弓蛇影"就是一个成功案例。

中医心理学所描述的"任物""处物"过程，揭示了人类一般意识所能认知的世界有内外两种：一是正常清醒时对外部客观世界的认知；二是睡眠过程(有时也包括昏迷状态)中对主观内心世界的认知，如梦境中的场景、事件、情绪、人物活动等。完整的认知过程是从"所以任物者谓之心(神)"开始，经"心有所忆谓之意"(意识获得过程)，至"意之所存谓之志"(记忆过程)结束。由此可见，有心神全程参与并主导的"任物"过程，一定记忆清晰。若五藏神失调，正常的"任物""处物"认知过程被打乱，当事者所见的主客观世界就会变异走样，出现各种奇异幻象。2012 年 2 月 28 日，本人参观了在香港举办的"神禽异兽——大英博物馆藏珍展"，其中有许多异兽，如鱼身人面、羊腿人身、狮身人面等，还有很多诡异、怪异的图画，解说词表明是根据某某梦中所见描述的(见图 2-3)。

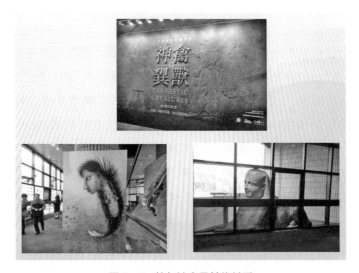

图 2-3　梦与神禽异兽的关系

《黄帝内经·素问·金匮真言论》言，木、火、土、金、水五行配肝、心、脾、肺、肾五藏，又与鸡、羊、牛、马、猪五畜相配，还与五果、五蔬、五色、五味等相配。如果脏腑功能失调，或各种病邪干扰了神、魂、魄、意、志五藏神的功能，失调的五藏神使心(神)所主的"任物""处物"功能失常，那么与五藏相匹配之畜，或物，或色等，就会异常显现于这些人的心中、眼中或梦象中，醒后再描述出来，成为只有当事者本人见过的神禽异兽及场景。这应该也是精神病患者幻象产生的原因之一。

张介宾的《类经·梦寐》言："夫五行之化，本自无穷，而梦造于心，其原则一。盖心为君主之官，神之舍也。神动于心，则五藏之神皆应之，故心之所至即神也，神之所至即心也。第心帅乎神而梦者，因情有所着，心之障也……夫人心之灵，无所不至，故梦向之奇，亦无所不见，诚有不可以语言形容者。"古代中医学家将心理问题归纳为情着、心障等，足见其研究之深入。有一次在上海市高校心理咨询师培训课上，一学员问："我总是梦见自己在十字路口，不知道该往哪边走，这是什么意思？"我即答："你对自己到底从事哪个职业还没最后确定。"她说："是的，我仍在纠结中。"

四、儒家德养，心主神明

《黄帝内经》数次言及"**心者，君主之官也，神明出焉**"。"心主神明"因此成为中医心理学的首要和重要命题。中医学认为天地万物、人类社会都是一个阴阳统一体。心神所以要修明是因为每个个体的生存环境都具有阳正、阴负两方面。在进化长河中，人类既经历了顺境，也经历了逆境；即积淀了正能量，也积累了负能量；既有阳光、善良一面，也必有阴暗、邪恶的一面。任何个体成长过程也注定具有阴阳二重性。如何在"任物""处物"的认知发展过程中，使知识在"心主神明"的引导下达到心智成长，获得健康心理和健全人格，就要对"根性种性"中的阴阳两性有意识地去劣存优，强化和发展正积淀、正能量，也要弱化和剔除负积淀、负能量。中国本土宗教——道教，与从印度传入我国的佛教，在修心明神方面有诸多研究可以借鉴，而以孔子"君德思想"为代表的儒家文化也早已融入国人的"心主神明"的教、养体系中。现在国人的心理问题之所以比较多，与现在父母"教""养"分离，"教""养"颠倒，先"养"后"教"，早"养"晚"教"，只"养"不"教"，甚者"只生不教养"有关。教养教养，教在先，养在后，合二为一，不可分离。

1. 心主神明，君主之官

《黄帝内经·素问·刺法论》曰："**心者，君主之官也，神明出焉……脾者，谏议之官，智周出焉。**"《黄帝内经·素问·灵兰秘典论》也提到："**心者，君主之官也，神明出焉。肺者，相辅之官，治节出焉。肝者，将军之官，谋虑出焉。胆者，中正之官，决断出焉。膻中者，臣使之官，喜乐出焉。脾胃者，仓廪之官，五味出焉。大肠者，传道之官，变化出焉。小肠者，受盛之官，化物出焉。肾者，作强之官，技巧出焉。三焦者，决渎之官，水道出焉。膀胱者，州都之官，津液藏焉，气化则能出矣。凡此十二官者，不得相失也。故主明则下安，以此养生则寿，殁世不殆，以为天下则大昌；主不明则十二官危，使道闭塞而不通，形乃大伤，以此养生则殃。以为天下者，其宗大危。戒之戒之！**"

两篇所论皆以君主治国做比喻,阐述心作为君主之官对其他脏腑的影响,及其在身心健康中的重要性。心主之神明,是身心健康的重要基石;心主之神不明,是身心疾病产生的根源。

1) 心主神明,养生则寿

《黄帝内经》言心主神明,其义有三:一者,心主须为君主,具有君子之德;二者,心为神之主,心即是神,神即是主,主管、主导、主宰,故曰"*心为一身之大主*";三者,心主之神一定要明。主明即神明,神明即主明。心之神如国之君。国不可一日无君,更不可有昏君;身不可一日无神,更不可有昏神。明有明晓事理、明辨是非、明白无误、明晰不惑、明智理性等多重含义。《黄帝内经》把复杂的心理现象高度概括为"心主明"与"心主不明"两个方面。心主之神明还是不明,不仅是判断个体的"任物""处物"能力,心理是否健康,人格是否健全的重要标志,也是判断个体是否罹患精神、情感、心理障碍性疾病的重要因素。人的一切心理活动及行为都可归属于该范畴加以讨论。

每个人的识神都由初生时的蒙昧状态,伴随着父母的言传身教,周围环境的熏染,从小到大的各种启蒙教育、知识教育和人文教育等逐渐明晰起来。心神由昧到明的变化是一个漫长、复杂的心理成长过程,其与个体所处的家庭环境、所受的教育程度、所处的社会文化背景以及个体心理形成过程、心理成熟水平、心理修正过程、心理理智程度等诸多心理因素密切相关。环境好,神识正,正则明。神明如镜,杂念不染;神明心正,妄念不起。心主明能引导个体形成正确的人生价值观,理性健康思维处于主导地位,能理智地处理人生的各种成功与挫折,从而获得良好的心理品质,形成健全的人格特质。老子曰:"*知人者智,自知者明。胜人者有力,自胜者强。知足者富,强行者有志。*"故修心明神首先要做到自明。人贵有自知之明。主明身健,养生则寿。

2) 心主不明,十二官危

心主之神明还是不明,与先后天因素密切相关。佛家认为人的内心世界分为"本有"与"新熏"两大系统,即"生得"与"习得"。生得指个体与生俱来的一些心理特制,如本性善良、生性鲁莽、谨慎小心、粗心大意、性格内向等。习得指个体通过学习与修养而逐渐形成的一些心理特征,如三思而行、沉稳老练、谈吐儒雅、彬彬有礼等。生得系统受先天因素支配较多,习得系统受后天因素影响较多,两者相互影响,在一定程度上决定了心主神明的程度及范围。

在后天的"任物"与"处物"过程中,识神通过眼、耳、鼻、舌、身感知周围环境世界。目之视觉属眼识，耳之听觉属耳识，鼻之嗅觉属鼻识，舌之味觉属舌识，皮肤感知觉属身识，思维属意识。"任物""处物"的环境会对识神产生一定的"熏染"。近朱者赤，近墨者黑。正确、正面、良好的环境熏染，心主神明程度高。错误、反面、邪恶的环境熏染，心主不明程度高。心主不明者由于五官所感知的外部世界及内心体验出现偏差和变异，导致心理变态，或心理异常，是精神、心理疾病产生的基础，与人格障碍、人格异常、人格变异、人格缺陷等也密切相关。心主不明可导致变态自我，若在成长过程中境遇不良，则易形成特殊的社会人格模式。如抑郁症患者，其目所见多是社会的阴暗面，而逐渐形成反社会人格。疑虑症患者疑心重，且戒备心理较强，易形成迫害妄想，而使行为过激，行动具有攻击性等。一方面导致"**主不明则十二官危，使道闭塞而不通，形乃大伤，以此养生则殃**"的后患，如酗酒、吸烟、纵欲等各种不良嗜好。另一方面，神明异染或迷蒙影响人的精神、情感、心理活动，并易患各种身心疾病，或精神、情感、心理性疾病。《鬼谷子·反应第一》言："**忘情失道**"。老子提倡"**择善地而居**"，并认为："**居善地，心善渊，与善仁，言善信。**"

"心主神明"与"心主不明"作为中医心理学一个重要命题的两个方面，展示了心主神明与心理健康和人格健全、心主不明以及心理障碍和人格缺陷之间的重要关系。心主神明与心主不明看似是个体行为，实是社会行为。一个人的心理健康水平及心理稳定程度，并非个体在封闭状态下独立完成，也非一时一事、一蹴而就的。心主由昧到明是一个漫长的心路历程，随着生理年龄不断增长，个体的人生阅历不断丰富，心理年龄不断成熟，再加上良好的社会人文环境，使个体的良性熏陶增强，心灵得到净化，异常心理不断得到矫正，心主不断得到正面强化，心神可由小明转为大明。反之，不良的社会环境会使恶性熏染不断，个体心理得不到及时矫正，心灵得不到净化，心神受到异染与损毁，心神也可由明转为不明。

3）君德修心，终身而为

万物变化，世间无常。心神在一生的"任物""处物"过程中不断面对新环境和新问题，始终处于不断熏陶和变化中，所以修心明神要终身为之。现代教育模式总体上属良性熏陶，但在某种程度上也有一些不良熏染。物欲名利的熏染可使心主由明转为不明，如现实社会中的腐败与堕落等。及时地修心明神也可使心主由不明转为明，如弃暗投明、弃恶从善、回头是岸等。

《黄帝内经·素问·移精变气论》曰，"**恬惔之世，邪不能深入也**"。今日社会的物质生活极为丰富，但精神上越来越远离恬惔之世。恬惔之世外求不得，只好内修恬惔之心。《黄帝内经·素问·上古天真论第一》提倡"**恬惔虚无，真气从之，精神**

内守,病安从来",这是修心养生的最高境界。"恬"是愉悦、恬静、快乐;"憺"是淡定、平静、安详。心净(静)如镜,不着尘埃,不得迷蒙,不得异染,得正大光明之心,是心主神明之佳态。反之,杂念蜂起,欲多神迷,神明异染,是心主不明之来源,如对名利不正当的追求,对财富不正常的奢望等,都可能使人因财迷心窍、权迷心窍、情迷心窍、色迷心窍等,出现犯病、犯错、犯罪等情形。

在中国传统文化中,儒家学说是修心明神、伦理道德的典范。儒字左侧是一个"人",右侧是"需",意谓儒家学说是做人所必需的学问。以儒家学说为代表的君子之德,是品德高尚、人格完美与高尚情操的最高典范。司马迁的《史记·孔子世家》言:"孔子晚而喜易,序象、系、象、说卦、文言。读易,韦编三绝。"《易经》爻辞对君子之德有明确的言行规范及修习方法,摘录数条,以飨修心明神之士。

(1)《周易·乾》:"天行健,君子以自强不息……君子终日乾乾……学以聚之,问以辩之,宽以居之,仁以行之。"

(2)《周易·坤》:"君子以厚德载物"。

(3)《周易·蒙》:"君子以果行育德"。

(4)《周易·讼》:"君子以作事谋始"。

(5)《周易·大有》:"君子以遏恶扬善"。

(6)《周易·谦》:"谦谦君子,卑以自牧也"。

(7)《周易·随》:"君子以向晦入宴息"。

(8)《周易·蛊》:"君子以振民育德"。

(9)《周易·颐》:"君子以慎言语,节饮食"。

(10)《周易·大过》:"君子以独立不惧,遁世无闷"。

(11)《周易·咸》:"君子以虚受人"。

(12)《周易·遁》:"君子以远小人,不恶而严。君子好遁,小人否也"。

(13)《周易·大壮》:"君子以非礼弗履"。

(14)《周易·家人》:"君子以言有信而行有果"。

(15)《周易·损》:"君子以惩忿窒欲"。

(16)《周易·益》:"君子见善则迁,有过则改"。

(17)《周易·升》:"君子顺德,积小以高大"。

(18)《周易·震》:"君子以恐惧修省"。

(19)《周易·艮》:"君子以思不出其位"。

(20)《周易·渐》:"君子以居贤德善俗"。

(21) 孔子曰："君子多乎哉？勿多也。"

可见修君子之德非易事，修心明神更非易事。

4)"使道通畅"，神明保障

(1)"使道"概念。"使道通畅"是心主神明的重要组成部分，其说也源于《黄帝内经·素问·灵兰秘典论》的"主不明则十二官危，使道闭塞而不通，形乃大伤，以此养生则殃"。此处"使道"，除王冰（710—804）的"使道谓神气行使之道也"的注释外，还是"神气往来之道"和"心神驱使之道"的意思。听人劝，过减半，属"使道通畅"。烟瘾、酒瘾、网瘾等不良嗜好，不听劝告，难以戒掉，属"使道不通"。某些顽固不化、脑筋不转弯或不开窍的、严重的神志病患者，如孤独症等，言语开导疗法不起作用，也属"使道闭塞而不通"。

简言之，心神所统领的魂、魄、意、志与"知类之窍"之间的往来通道就是"使道"。《鬼谷子·符言》曰，"心为九窍之治"，说明九窍的感知功能都由心神统领，"任物""处物"都受心神驱使及主宰。

(2) 使道构建。"使道"的构建伴随胚胎期的形神发育同步进行。从"两精（必含本神）相搏（受精卵）谓之神（新生命启动）"到"人始生，先成精，精成而脑髓（元神舍藏处）生"，再到"五藏已成，神（元神）气舍心（心神），（肝）魂（肺）魄毕具，乃成为人"的整个形神发育过程中，都伴随着"使道"的形成和发展。形神是立体的，"使道"也是立体的。心神与魂、魄、意、志之间，五藏神与其所配属的眼、耳、鼻、舌、口五官神窍之间，心神与五官神窍之间的通路都可归属于"使道"范畴。形神发育是一个由小到大、由内到外的过程。胎儿未出生前，虽"五藏已成，神气舍心，魂魄毕具，乃成为人"，然因其并未直接独立面对外部世界，神、魂、魄等藏神多寓于五脏而少寓于官窍，心神与五官神窍之间的往来通道尚未完全建立和通畅，所以胎儿虽有一定的感知能力（胎教基础），但尚属元神的本能驱使，属无意识的本能活动。

(3) 使道通畅训练。胎儿出生后独立面对外部世界，感官之窍受到外界的各种刺激，如声音对耳的听觉训练，光色对目的视觉训练，父母双亲的亲吻抚摸对皮肤毛窍的感知觉、感触觉刺激等，都有益于"使道通畅"的建立和完善。《鬼谷子·本经阴符》曰，"知类在窍"。要让位于体表的各种窍开，具有神识功能，就必须让舍藏于五脏内的神、魂、魄、意、志五藏神能外达"知类之窍"。婴儿每天睡眠达 22～23 小时，也是因为五藏神多内舍于五脏而未外达五官神窍之故。众所周知，胎生动物，如狼、狗、狮、豹之类，普遍存在着"舐犊"行为。雌性用舌头舐舐刚出生的幼仔，这个看似舐干湿漉漉身体的简单行为，实则也隐含了"使道通畅"训练的"舐犊之情"。"使道通畅"训练就是促使内舍与五脏的神、魂、魄、意、志五藏神外达于他们所配属的眼、耳、鼻、舌、口及皮肤、毛窍等外部"知类"官窍,建立它们之间的往来通道,并使之畅通无阻,使新生代的感知觉、触觉反应正常和灵敏,为以后心神"任物""处物"的认知发展奠定基础。卵生动物一定要自己破壳而出,也蕴含此义。没有"使道"的建立和通畅,心主"任物"便无法进行,以后的认知发展包括"处物"的能力也无法获得。

婴幼儿"使道通畅"的训练是渐进、缓慢而逐步进行的。出生后,特别是三月龄前,是"使道"建立与通畅训练的关键时期。父母应有意识地在声、光、色、语言、抚触、眼神、移动景物等多方面对婴儿的各种感官之窍进行刺激,让内藏于五脏的神、魂、魄、意、志五藏神,能逐步外寓于眼、耳、鼻、舌、口等感官之窍,使在体表的五官神窍与在内的五藏神之间建立有效的沟通之道。新生儿没有痛感,打过一次针后便对这种不愉快的体验留下记忆,以后再打针便会哭闹不止。婴幼儿不会分辨五味,通过反复经历和大人引导才知五味。这个过程就是"*所以任物者谓之心,心有所忆谓之意,意之所存谓之志*"的味觉认知发展过程,待"任物"丰富多样,经验知识积累到一定程度后,才会有"*因志而存变谓之思,因思而远谋谓之虑,因虑而处物谓之智*"的高级认知发展过程。所以,"使道"的建立与通畅是心神"任物"与"处物"的前提和保证。

(4)使道闭塞不通。《素问·灵兰秘典论》曰:"*主不明则十二官危,使道闭塞而不通,形乃大伤,以此养生则殃。*"此处的"使道闭塞而不通"主要是指心神与十二官之间的神气行使之道"闭塞而不通",也可能包括十二官的功能失调和气血津液等多种功能的阻滞、壅塞不通等。

如果婴幼儿时期缺乏心理关爱,缺少亲情沟通与交流,"使道"在早期的发展过程中未得到有效的通畅训练,则可能导致儿童自闭症的发生。孤独症患儿无法实现和完成《黄帝内经·灵枢·本神》的"*所以任物者谓之心,心有所忆谓之意,意之所存谓之志*"的认知过程,因而他们有广泛的认知发展障碍,并无法与人沟通交流。他们的神、魂、魄、意、志五藏神潜藏于心、肝、肺、脾、肾五脏内,与其所配属的五官神窍之间没有建立起正常的往来行使之道,他们的感知功能零散而不能被心神有效整合,"任物"过程不能完成,"处物"能力便无法获得。由于内外部世界无法沟通,他们只能生活在孤独的世界里,属"使道闭塞而不通"的严重情况。自然分娩的婴儿头部及全身皮肤经产道强力挤压,与母体有密切接触,对激活"知类在窍"和"使道通畅"建立颇有助益。剖宫产的婴儿没有经历此过程,对"知类在窍"的功能激活和"使道通畅"的建立应有一定的影响。生命过程是一个自然过程。胚胎期顺其自然发育，减少人为干扰是上乘之举。人为地采用一些药物或手段，进行所谓的促进大脑发育、促进神经系统发育，可能会导致形神发育不同步、不协调，甚至形神分离，这可能是儿童孤独症发生的原因之一。

成年人也可因各种不当欲望，如情迷、权迷、钱迷、色迷等，或因各种邪气闭阻，如痰迷心窍、瘀阻心窍、湿蒙心包等，使"使道闭塞而不通"，导致各种精神、心理、情感疾病，或犯错、犯法、犯病等。心主明，使道通畅，五官神窍功能正常，患者听得进、想得通，各种心理治疗技术和方法才有用武之地。若心主不明，神使之道不通，五官神窍不利，患者听不进、看不进，各种心理治疗技术和方法都不能发挥作用，使心理治疗无法实施或失效。严重的抑郁症患者多伴有"使道闭塞而不通"，其对周围的美食、美景、美音、美色、美物等都不感兴趣，仅凭一般性的心理疏导很难使其走出抑郁状态。

"使道"言"神可使"，或曰"神可主形"，驱使脏腑功能保持正常。"神不使"则言"神不可使"，或曰"神不主形"，无法驱使脏腑功能恢复正常，这与疾病转归有关。《黄帝内经·素问·汤液醪醴论》在论及严重疾病和情志内伤疾病时指出："*帝曰：形弊血尽而功不立者何？歧伯曰：神不使也。帝曰：何谓神不使？歧伯曰：针石，道也。精神不进，志意不治，故病不可愈。今精坏神去，荣卫不可复收。何者？嗜欲无穷，而忧患不止，精气弛坏，荣泣卫除，故神去之而病不愈也。*"对此，张宛邻（1764—1833）解释道："*神不使：凡治病之道，攻邪在乎针药，行药在乎神气，故施治于外，则神应于中，使之升则升，使之降则降，是其神之可使也。*"

（5）使道偏通训练。"使道通畅"训练在婴幼儿早期可能是无意识的、自然进行的，但到了学习阶段，儿童或家长可根据自身的条件和爱好，选择适合自己的成才之路。这种有明确目标的特殊技能或手艺的训练培养过程，可归属于后天"使道"偏通的训练过程。张介宾《类经·梦寐》言："*神动于心，则五藏之神皆应之，故心之所至即神也，神之所至即心也。*"神至之处便有神奇功能。心神常来常往之处，便是独特擅长之处，魔术家的手、画家的手、弹钢琴的手、投篮球的手、踢足球的脚、绣花女的手、中医摸脉的三指等都属"使道"偏通训练的结果。

五、阴阳之道，修心明神

心神修明是后天心理发展过程。明就是心神明，明晓自身特点，明白自己所为,明晰自己所需等。人是阴阳的统一体。阳正阴负。心神修明就是强化和发展内心积淀的正能量,弱化和铲除负能量。

在心主"任物""处物"的漫长过程中,不同环境、不同境遇、不同熏染可使神明进一步正化——建立健康心理和健全人格;也可使神明迷蒙、异染、异化——出现心理变态、人格异常。人心向善或从恶,先后天都有影响。同样的事件、相同的经历或刺激,有人从善正化,有人从恶邪化。中国哲学认为只有鸡蛋,而不是石头,才能在合适的条件下孵出小鸡。这反映了中国文化对人类本性的认识。

1. 阴阳者,神明之府

古代圣贤对心神修明的理论和方法都有阐述。《鬼谷子·本经阴符》曰:"**故道者,神明之源**",又曰:"**养神之所归诸道**"。《易经》谓:"**一阴一阳为之道**"。阴阳之

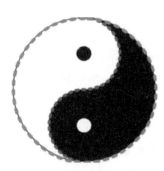

图2-4　阴阳心理动态平衡

道既是宇宙万事万物变化生存、平衡、和谐之道,也是人类心理健康平衡之道。《黄帝内经·素问·阴阳应象大论》曰:"**阴阳者,天地之道也,万物之纲纪,变化之父母,生杀之本始,神明之府也。治病必求于本。**"中国数千年的文化精髓可浓缩为两字——阴阳,最终归纳为一个字——道。各行有各行的道。君子爱财,取之有道。阴阳太极图成为正确处理一切问题的公式和修心明神的法宝,其本质是顺势而为,中庸平和(见图2-4)。

图中外圈的边框线代表个体与外界环境,包括自然环境、社会环境、学习工作环境、家庭环境、亲戚朋友圈等都应处于一个动态调整、中庸平和的状态。内部的阴阳分界线代表一个人内心的动态调整与平和。本人在上海中医药大学心理咨询中心曾遇到一位大一新生,入校不及三月,即常与同室的上海籍同学闹矛盾,欲离校到外自租房屋,但家庭条件不允许。所愿不得,情绪抑郁,影响学习,遂来咨询。交谈中,听其畅谈在哈尔滨读高中时,老师、同学如何对其好,在家时父母、亲戚如何对其好等。末了,我问:"你现在哪里?"其答:"上海!"又问:"你的心在那里呢?"其不语。我说:"你人在上海,但心仍留在哈尔滨。你没有根据新环境调整自己来适应上海的校园文化。上海与哈尔滨相隔数千里,上海文化与哈尔滨文化不同。你受哈尔滨文化的熏陶,上海同学受上海文化的熏陶,你们之间的不合是两种地域文化的冲突……"最后她若有所悟地说:"我试试调整自己。"表情轻松地离去。

不同的外界刺激,正面、负面、喜庆、悲哀,总会引起情绪波动,持续长久的极端

情绪一定会引起相应藏气的波动，导致心境波澜、不静不净、日久痰瘀、浊邪内生、脏腑功能失调，最终会发展成各种神志病。《黄帝内经·素问·阴阳应象大论》言："人有五藏化五气，以生喜怒悲忧恐。"中医学强调上工治未病，上工救其萌芽。心理咨询与治疗与此同理。

2. 阴阳平衡，心态平和

《黄帝内经·灵枢·阴阳二十五人》以阴阳五行为纲，将人类大体分为二十五种人格，对每个人的长相、肤色、行为特征、心理特质等都有详细描述。每个人都是阴阳的统一体，在人生的不同阶段，或在不同的神明条件下，会有不同的性格表现，如属于阴性性格的有内向、低调、小气、自私、贪婪、自卑、懒惰、冷漠等，属于阳性性格的有外向、张扬、张狂、大方、为公、奉献、自信、勤奋、热心等。《黄帝内经·灵枢·行针》言："多阳者多喜，多阴者多怒。数怒者易解。"阐明了性格偏颇者的特点。

汉字是中华文化的主要载体，自仓颉造字起，经历了象形文字转化为会意文字的过程。部分汉字还承载了一些心理学知识，以心为例，从甲骨文的 ꝋ、金文 ꞁ、小篆 ꞷ 的象形文字，到隶书 ꞵ、楷书 ꞵ，再到现代字体的心，可以看出心字所蕴涵的心理学意义：心字中间的竖弯钩形似一容器，代表心的包容与开放，左右两点代表心路历程上所经历的阴阳正负经历，中间一点是只将中庸、正确、平衡后的东西放在心里。由心组成的字，如思、想、意、念、怒、恐、悲、虑、志、爱等多与精神、意识、思维、心理活动相关。若心不加选择、不加调整地将所经历的各种繁杂事情全部放在心里，日久就会头绪万千，心乱如麻，心理负担沉重，难以招架和应对，势必导致心理失衡和紊乱。由竖心"忄"组成的字，多与情感、情绪、情志等活动相关，如情、惊、忧、惧、恼、愉、怅、恨、忏、悔、憾、憎、悚、怵、怔、悦、慌、愠、慎、怡、忆、愕、愤、怯、悭、慽、恤、怅、惕、悖、憎、懂、怜、惆、怕、恫等。"忄"的中间"丨"代表一个人的总体情绪表现应该是不偏不倚、正直向上、中庸平和。左阳右阴，左正右负。左右两点代表的是无论正面情绪，还是负面情绪，都不可挂在中间"丨"上，也不可偏在"丨"的任何一侧。喜怒忧思悲恐惊的任何情绪表现都应该是即时性的、一过性的。任何持续、过激、极端的情绪都会导致"丨"的左偏或右偏。长期的左偏颇或右偏颇，定会导致五藏气失衡，继而影响五藏神失调，甚至心理失衡、心神不明，出现诸如范进中举、狂喜而疯、黄粱美梦、得意忘形的结果。

六、结论与建议

1. 结论

综上所述,人的一切心理问题,包括心理障碍、心理变态、人格偏颇、人格变异、人格缺陷、人格异化乃至一切精神、心理、情感性疾病都或多或少与心神不明有关。神明或不明也属中医阴阳失衡的疾病观范畴。健康的躯体和健康的心理一样,都以阴阳平衡为基准。一沙一世界,一人一世界。来访者的内心是阳光灿烂的,还是阴暗龌龊的,只有他本人清楚。每个人的内心世界要充满阳光,要明亮,必须是自己打开心灵之窗让阳光进来。要真正彻底地治愈心理类疾病,不论使用何种方法,都要使来访者的心神复归于明,即恢复正常的认知,恢复"自知之明"。咨询者引导来访者明白自己问题出在哪里,需要改变哪里,使来访者内心发愿改变自己,获得自我修心明神的意志力,才能取得事半功倍的效果。这需要咨询者有深厚的心理学功底,能发现心理现象背后的"情着""心魔"所在,真正有的放矢地引导来访者自我解决心理问题。那种流于形式的心理咨询或疏导,就事论事、头疼医头、脚疼医脚、谈话说教式的治标方法,只能暂时地解决问题,有时反加重来访者的心理负担。

2. 建议

作为心理学从业者和研究者,首要任务是要让公众明白心理健康、心智正常、人格健全得依靠他们自己有意识、有目的地自身修明,要让他们明白健康的心理、平和的心态不可能全部与生俱来,或自然获得,明白心神一定要通过不断地修炼和修正才能逐渐明晰起来。《黄帝内经·素问·针解》言:"义无邪下者,欲端以正也。必正其神者,欲瞻病人,目制其神,令气易行也。"有了心理问题,仅靠他人的心理疏导、安慰,只是权宜之计,自我修心明神,才是治本之道。

他山之石

临床心理学的本土化

主讲人◎何裕民

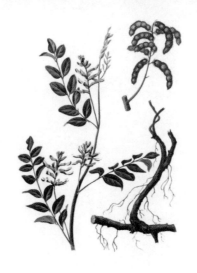

澄心
息虑

主讲人介绍

何裕民，教授，博士生导师，中华医学会理事兼心身医学分会前任主任委员、中国医学哲学协会副理事长、中国医师学会医学人文专业委员会顾问，《中华医学百科全书·医学心理学及心身医学》主编，获中国心身医学终身成就奖、世界杰出华人成就奖、上海市劳动模范等殊荣，承担国家科技部/国家社科重点项目多项，临床主攻难治性肿瘤治疗。

谢谢各位，与我一起来探讨一个大话题——临床心理学的本土化。

心理学问题和医学问题不完全一样，前者和传统文化的关系更为密切。其实，这个话题我之前经常在大会上谈，我读研究生时做的课题就是心理方面的。20 世纪 90 年代，中国成立了中华医学会心身医学分会，我是创始人之一。我在该学会中当了 14 年的副主任委员，6 年的两任主任委员，现在是前任主任委员。有人说 21 世纪是脑的世纪、精神的世纪、心理的世纪，我认为这是对的。为什么要提出临床心理学的本土化问题呢？因为在如今多元文化的环境下，需要兼顾各种文化。

我们老祖宗对心理学的研究是很透彻的，在我们的古代文献当中有大量的、系统的介绍。有些是非常有意思的！这个"有意思"体现在对于今天的参照价值上。著名的精神分析学家荣格（C. G. Jung）曾明确说："他的思想受到道家的影响。"美国著名心理学家墨菲（Murphy）也指出："世界心理学的第一个故乡是中国。"因此，如果我们自己不重视传统文化，那是有问题的。

一、研究心理学的缘起

我个人对心理和医学这两个学科都有兴趣。我觉得就目前来看：按严格的科学（science）标准来说，心理学这个学科本身不是很成熟；但越不成熟的学科，机会越多。另外，这个学科非常活跃。在 2015 年的中华医学会心身医学分会的年会上，参会者有七八百人。我主讲的题目是《临床医师：应谦卑地向心理学学习》。临床医师给人的印象是严肃、古板、规矩，已经没了活力。当然这只是我的看法。我也是临床医师，但是总觉得临床医师古板化了，没有像心理学家那么谦卑、努力、不断进取。我觉得临床医师（这讲的是治病的医师），应该好好地向临床心理医师学习。这个观点居然引起很大反响，有人当场邀请我到他们医院去讲一讲。人类的心理问题、精神（灵）问题，再加上脑的问题，几乎都是空白点，中医心理学比心理学更不成熟，所以需要来点"强心剂"。

二、进行心身研究的意义

为什么要进行心身研究？这个问题让我思考良久：

（1）很多做大脑研究的著名科学家（包括一些诺贝尔奖获得者），如潘菲尔德研究高级大脑及癫痫的，斯佩里做右/左脑功能研究的，艾克尔斯发现抵制性突触电位的……这些科学家在心理（脑）的研究方面都获得了巨大成就，但非常遗憾，仍然解释不了很多基本问题；故最后不约而同地皈依了宗教。另外，我读过一篇文章："说西方1 000名科学家中，到了老年，有38％的人开始相信有'神'的存在，有39％的人相信死后世界的存在（*Nature*，1997年4月3日）。"对此，我的理解是，因为解释不了很多基础性问题，但理性的科学家总归需要有一种解释、一种心理寄托，最后只能皈依宗教。研究一辈子，很多问题理论上还是解释不了，那么，只能借助其他认识，甚至信仰了。

（2）这个领域很活跃，空白点太多了，需要我们好好研究。

（3）我们引进的国外心理理论及心-脑关系假说很多，大多"水土不服"。虽然有些真的还不错，但是真正适合的很少，因为流派太多，众说纷纭。

（4）是中国崛起的迫切需要。我一直记得一句话，是一位世界级著名政治家说的："*中国能出口袜子，但是不能出口思想。*"我当时听了这句话没有火冒三丈，而是非常疑惑：我们有孔子、老子等这么多杰出的思想家，我们怎么不能出口思想？我们唐宋繁华似锦时代，你欧洲还处在什么状态？……因此，从这个角度看，中医学走出去，虽然很艰难，但意义突出。屠呦呦获得了中国第一个诺贝尔生理学或医学奖，贡献很大。但其象征意义远大于实际意义。所以，中国思想与中国传统的现代意义能否得到世界之肯定，就看中国人争不争气了！

其实，我是很关注这些的。我有个国家社科课题重点项目——《中医传统文化核心价值的现代转型研究》。因为转型研究需要关注很多其他相关学科，如政治学、经济学、法学、哲学、天文学、地理学等。政治学领域，中国学者的《天下体系》研究，你能用西方那一套来解释今天的中国吗？解释不了。哲学领域，20世纪80年代，我们有个著名哲学家，叫李泽厚，非常火！火到什么程度，真正的洛阳纸贵！他的书，好多都卖到几千万册，几乎人手一册！远远超过今天的超级明星。几年前，85岁的他，写了一本书《该中国哲学登场了》。他原来讲美学、哲学等。我向他请教很多，沟通不少。他问我养生问题，我请教他哲学命题。李老说："该中国哲学登场了！具体而言，西方哲学讲本体论，从'原子'开始，一直讲到'虚无'，讨论'存在'的意义（存在主义），再讲下去，没法讲了！后面可能会越来越虚玄，越来越脱离'人话'了。"李老说："回到现实，该中国哲学登场了！"他强调：20世纪80年代，中国讲"心本体""情本体"，我们考虑哲学问题时，可以让中国古人发表意见，现在没有必要那么虚玄、不接地气了。"情本体"的命题就是回到人类生活的现实中，回到日常生活中，它同样能够揭示出很多奥秘！中国可以给世界提供思想源泉！而且是原创性的！

回过头来看，具体的哲学阐发，我们就不展开了。至少5 000年的古文明积淀，中华有她深厚的文化。有很多好东西需要我们挖掘、提炼、升华和思考！世界并不只有一个"版块"（西方推崇的"两希文明"），而是有各种各样"版块"（文化与文明）。世界本质上是一个大花园，"百花齐放"，这个世界才会春意盎然，生机勃勃。所以，与医学相关的心理学领域，我们应该有所贡献。我们现在充其量只是（世界范围内的）"听众"，听别人怎么说；然后，像是个录音机/传声筒，进行传达播散；并为他们的一些歧见而争执不休。我们应争取"发言"，且需要讲他们似乎没有听说过的！……根基和依据可以是历史积淀下来的思想财富。但光讲历史积淀，显然还不够！充其量这只是"照着（老祖宗）讲""顺着（过去）讲"，（美其名曰"继承"）；我们还需要"接着讲！"（发扬光大）。就是说，要在历史积淀的基础上，有所发挥和结合时代的进步！现代中国，就需要我们能够为世界贡献一点思想财富，特别是心理学领域。除屠呦呦奉献的技术性质的青蒿素外，我想心理学也可以贡献很多东西，包括思想观念、认识学说、理论解释、操作技术等。

这就是我这场讲演的中心思想，开场白！

其实，在此之前，很多学者已做了大量工作（但不一定有自觉的主体意识，因为近150年来，中国人的自尊与自信被损害得严重）。比如，前辈的潘菽。又比如说上海的燕国材教授，专门研究中国古代心理思想史，很有成就。还有高觉敷老前辈，也做过深入的研究。包括我自己，也做了一些专题研究。20世纪90年代我写了两本这方面的书：一本是《中国传统精神病理学》（1995），可惜影响不是很大，因为当时大家不太关注。一本是《中医性别差异病理学》（1997），发现古人早已认识到男女之间心理特性差异很大，所以，强调男女之间临床治疗需考虑诸多方面的不同。在对中医心理学相关问题的梳理中发现：临床解决心理问题，往往是解决生理问题的大前提。再说句最简单的话：我临床是看肿瘤，不管胰腺癌还是肝癌，你第一时间要面对患者的胰腺癌变或胰头剧烈疼痛等问题，不可能有根本性解决方案的！怎么办？首先，需解决心理、情绪、认知等问题，患者才会有活下去的希望，才可能配合积极治疗。如果患者已经绝望了，这时候，再好的药也无效！"**运药者，神气也**"（张景岳语）。你并没有一种神奇药，立马能够解决肿瘤问题，这是不可能的！因此，我们倡导"癌从'心'治！"治癌先救心！自我总结认为：是比较深厚的心理学背景，帮我在难治性肿瘤治疗领域获得了一些成就。也许，我算是国内肿瘤医师中积极发展心理学、对心理学感触最深的人之一。推而广之，对几乎所有难治性的慢性病，如果第一时间医师不帮助患者确立活下去的坚定信念，不改善他的不良情绪和错误认知，可能无效也不行。

三、心理学的本土化

关于心理学的"本土化"，我认为它有三种类型（后面具体谈）；本土化也包括两大环节，需要理论思想，也需要实践和具体操作（应用）。

（一）中国心理学的理论渊源

中国心理学的理论思想是很深厚的。只不过我们戴着有色眼镜看它（这副"有色眼镜"是西方主流认识带给我们的），看看它是不是契合西方那一套，并以此为准绳来遴选。而且视野狭窄，中医界就聚焦于中医书里（集中在那几本被翻滥了的书），学术界则局限于孔孟老庄、荀子管子；我们没有静下心来，开阔视野，好好去挖掘。其实，很多真东西、好东西并不都在这些经典著作中，《诗经》中就有大量心理学内容。这方面有些学者做得很好。北大钱志熙教授的《唐前生命观和文学生命主题》中，讨论生命观时就涉及大量相关内容。因此，理论方面我会花点时间，好好将一将。

（二）中国心理学的应用情况

应用是能解决实际问题的。屠呦呦给中国人争光了，因为"青蒿素"救了世界几百万人。这个，你不得不承认它有效。像肿瘤的某些理论，现在还说不清楚！但恶性肿瘤的临床治疗，借助心理学、心身医学思想，很多晚期胰腺癌、肝癌、脑瘤患者活得很好！你也不得不承认。

（三）中国心理学的本土化努力

"本土化"至少有三块。

（1）"原创"。我想这大家比较容易认可的。它涉及理论与应用。湖南湘雅医学院老教授杨德森，我在20世纪80年代听过他讲课，他现在年纪大了，应该90多岁了。他创造的《道家认知疗法》就比较有意思。这就是原创。当然，理论上原创于中国传统的也有很多，后面会有所涉及。

（2）"改进"。就像另外一个著名的精神病学家钟友彬，大家可能知道，他曾颇有见解地创立了"认识领悟疗法"，这其实是对西方相关疗法的改进，融入了中国特色，故有人誉他为"中国的弗洛伊德"。

（3）"嫁接"。"嫁接"的就更多。这种"嫁接"可以是东西方心理之间的嫁接，也可以是东方不同学科之间的"嫁接"（其实是学科间的相互渗透）。薛崇诚先生的"中医五态人"一说，就是吸收（嫁接）了五行学说。

四、中国心理学研究现状

不管怎么说，作为一个泱泱大国，有13亿人口和5 000年历史深厚积淀的大国，在心理学（心身医学）领域我们少有"原创"，我们做的还远远不够。我们的东邻日本近代有一个《森田疗法》，在相关学科史上留下一笔。尽管有学者认为《森田疗法》不太实用，改良版实用性也一般，但至少人家倡导在先。科学技术只讲原创！中国有很多原创性的东西，但近百年来，我们积贫积弱，创新意识被消磨殆尽。实际上，仔细看看，中国"出口"的还真的不少，像"松弛疗法"，多多少少留有中国"胎记"。"生物反馈"也明显带有中国痕迹，我读书时，其创始人米勒教授是来过中国的，到我们学院的研究所参观访问过。但这些，我们充其量只是提供"原材料""毛坯"，别人借你思路提升后，又创新了，成了他的东西了。很长一段时间，中国人没有有意识地去创新。连"守旧"都守不住。现在世界说起"瑜伽"，都知道是印度的"名片"。莫迪总理来中国，还领着李克强总理做瑜伽。但从历史上看，导引、吐纳，我们在公元前1 000年就已经很流行了。它源自一类通天仪式（当时通天是头等大事），且形式多样。到了公元前后，其保健作用就已经不差了！而瑜伽在印度的源头，原本只是一类宗教仪式！至少，是我们自己没有意识到，不去深入挖掘、提升！这类问题说起来很多……

我读研究生时，一件事情狠狠地刺痛了我——当时中国政府首次开始颁发自然科学奖，那次唯一的一等奖颁给了一位英国人：李约瑟。李约瑟得奖，可以说是实至名归的。但问题是得奖项目是中国科学技术史研究！堂堂一个大国，号称文化历史传统深厚，尤其擅长"文、史、哲"，可自己的科学技术发展历史都需要别人（老外）来帮你写（当然我们知道，后续李约瑟接着写时，邀请了一些中国助手参加）。此后，我对这一领域关注了几十年，买了太多的这方面国人写的科技史之类题材著作（包括新近出版的装帧极其豪华的、厚厚五卷本的《中国科学技术通史》），也许，作者个个声名显赫，但与李约瑟早先著作相比较，只能说并不在一个重量级（笔者并非没有关注对该著作的批评）。为什么？中国人既不缺第一手资料和素材，也不缺相关智慧、时间和精力等，但中国人缺乏的是整个民族知识人的文化自信、眼界（视域）和认知高度，以及愿意自我深潜下去，认真做一番艰苦研究的毅力（也许潘吉星的《中国火药史》《中国造纸史》等是例外）。中国人有一段时间被打趴了，自我幽闭（自闭）了，严重缺乏自尊，丧失自信……

中医界这个问题可能更为严重。不时有所谓的"废除中医"的风波；心理学也好不到什么程度，20世纪五六十年代还常被批判。所以，在这些领域，潜下心来、认认真真，可以做出些中国自己的原创性研究。当然，在临床（医学）心理学领域，可做的事情很多。世界心身医学本身起点也并不高，心-身（脑）相关问题既复杂，又有太多空白。而且，人类急切盼望能够填补这些领域的空白，让人的身-心-灵更丰满些，以促使人类总体心身素质的提升。讲到这里，我觉得我们的目的非常明确！主要是临床心理学，中国的临床心理学大有提升的必要及可能。而且很可能滋生出原创性成果。这些原创性成果，往往也是"本土化"后的硕果。

五、临床心理学本土化的理论

临床心理学本土化相关的理论建构非常重要。因为相关认识要借助理论才能达到新的历史和逻辑的高度。中医学的相关理论（心身、心理学）中不只是什么"七情""五志"，什么"五脏生五志""五志伤五脏"等那么简单、那么干巴巴的。其实中医学（或曰中国传统文化）的相关理论认识非常丰富。

（一）心理结构

中医学认为，心神是有内在特殊结构的，它实际上是遵循内在有着完整结构的整体观来认识人的心理问题。众所周知：就心神（心理）而言，中医学简称"神"，论述丰富。如就《灵枢·本神》自问自答的"心神"构成而言："何谓德气生精、神、魂、魄、心、意、志、思、智、虑？""两精相搏谓之神；随神往来者谓之魂；并精而出入者谓之魄；所以任物者谓之心；心有所忆谓之意；意之所存谓之志；因志而存变谓之思；因思而远慕谓之虑；因虑而处物谓之智……"，这些，就够丰富了。

且仅以简图 3-1 示其意：

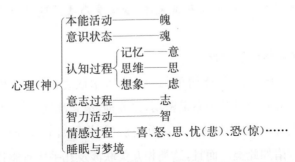

图 3-1　以《灵枢·本神》论述为主，参见其他认识(加入情志、
睡眠)的中医精神心理结构示意图

其中，"神"是统摄性而高度概括的，又分阴阳；阴神为魄，阳神为魂；进一步演化出或统摄着一系列具体的心理活动及过程(还可以区分出"元神""识神""欲神"等，详细见后文)。情志也同样丰富，光是情志分类，就有十余种之多。睡眠也被认为是心神作用的结果。再考虑到中医学还有"精气神"学说、"性情欲"学说、疏泄-相火说等，一个完整的中医学精神心理"格式塔"结构，清晰可见。而且，据我们分析，这"格式塔"结构，远优于德国心理学格式塔学派。

在此基础上，中医学又强调"形神相俱""形神合一"。用今天的话说："心身相关""心身缠绕"。其表现是以五脏为中心(五脏尤以"心"为中央)，五脏各分别链接五官、五体、四肢筋膜百骸等，并由经络广为络属，从而形成一个躯体的格式塔结构。这一结构又与前述的心神结构互相关联，强调不同组织构造(脏器)与功能活动(心神)之间错综的联系及互动效应。尽管这些认识大多是推测而成的，一时难以还原方法解构其细节，但它更多地体现不同事物间的缠绕特征，也启示人们汲汲于关注探索诸如脑-肠轴、肺生血等超结构联系之事实。

鉴此，笔者新近提出了"**心身缠绕论**"(见《医学与哲学》2017.7)。

(二) 心身关系

如果说心身各自成为整体，这点中西方还是有些共识的，但在心身相互关联方面，差别巨大：西医学几乎不涉及此类联系。即便是关系最密切的心身医学(psychosomatic medicine)、行为医学(behavioral medicine)、精神医学(psychiatry)

等主要分科,也常是语焉不详的,各管各自一片小天地。这不能不说是一大缺憾。而中医学传统认识中,两者合为一体,你中有我,我中有你,甚至难分你我(形神/心身)的。《黄帝内经》开卷第一篇(《上古天真论》)第一段就定了基调:"**上古之人,其知道者……,故能形与神俱,而尽终其天年,度百岁乃去。**"这又可从以下几方面进行分析:

1. 相互关联的错综多重性

这方面论述过于复杂,只能简单归纳:中医学认为,形神之间既有总体性联系,如五脏中的心肝脾与"神"关系最密切,血养神,情志乱气机等;又有特异性的对应关系,如五脏生五志(肝为怒志)、五志伤五脏(怒伤肝),五脏分管不同官窍(肺开窍于鼻,司嗅觉),诸如此类。而且,这类相互关联涉及几乎所有躯体器官及精神心理层面,此处因繁杂而不赘述。

2. 形神的先后天/主次关系

如果不探究心身起源及内在深层关系,只是平面地讨论形神/心身互动现象,那是不可能彻底的。在心身起源上,至今人们众说纷纭,笔者归纳过海内外十余种假说(详细见《中医心理学临床研究》),不得不认为萌发于金朝(刘河间)、成熟于明清的"区分先后天而论",是颇有见地的。如清初名医绮石曰:"**以先天生成之体论,则精生气,气生神;以后天运用之主宰论,则神役气,气役精**"。换成白话,以发生学而言,精(包含大脑等脏器形体组织)产生气(功能活动),气(功能活动)伴生神(精神心理);但神一旦产生后,又可驾驭功能(神役气),并进一步控制躯体脏腑(气役精)。它既肯定了发生学上的物质第一性,又点出其产生后的决定性意义,比庸俗的哲学套话"精神变物质""物质变精神"精辟得多。比较分析表明:这观点与20世纪80年代因裂脑人研究而获诺贝尔生理学或医学奖的斯佩里(W. R. Sperry)的观念如出一辙。斯佩里的结论是,意识为大脑皮质下各级整体活动所突现的新特征,并非是简单的神经-物理-化学诸事件的总和;但它一旦突现后,对其下各级层系均有决定性作用。说绮石此见是斯氏之说的滥觞,并不为过。

3. "心"整合形神机能(见图3-2)

心(脑)

脏腑生理(含心脏) <=> 精神心理

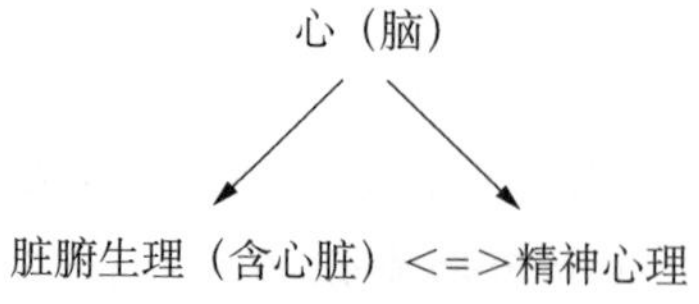

图3-2 "心"整合形神功能

《素问·灵兰秘典论》强调:"**心者,君主之官也,神明出焉。**"《灵枢·邪客》说:"**心者,五脏六腑之大主也,精神之所舍也。**"用现代话来表述:"心"整合着形神两大功能,使之更有序,更协调。如进一步考虑后世有血肉之心、神明之心的区别;后者就指脑，问题就更明确了。

4. 心身共轭的现象学研究

笔者对心身问题尤其关注。30 余年间做了几次较大样本的流行学研究，以实证方法揭示了心身之间的错综瓜葛。

1) 体质-气质研究的初步结论

20 世纪八九十年代，笔者醉心于体质-气质关系研究，并且一改常态（参照古医籍和主观认定定条目），遵循科学方法论原则，率先引进模糊聚类、神经网络等数理方法；强调从事实出发，以足够的客观资料为依据，借几经修订而成的 CCQ（中国人体质问卷）和 DPQ（与疾病相关的气质，个性问卷）为工具，利用概率和条件概论公式等，求出相关系数，进行模糊聚类；根据模糊聚类结论，再参照医理与专家经验，最后确定结果。例如，就体质言，可清晰地寻绎出三大主型和若干亚型：①强壮型；②虚弱型；③失调型。其中每一主型下都有一系列亚型，失调型的亚型最多，与中医学临床描述颇多相似。

凭借同样的方法（只是问卷不同）使之可清晰地聚类出与疾病相关的气质/性格因素，常见的有：①内外向；②时间紧迫感（急/慢性子）；③敌意与竞争（两者呈极高正相关，无须强行区分）；④抑郁；⑤忍让；⑥情绪不稳定；⑦焦虑等。

而且，不同气质/性格间存在有趣的关联性：如外向与急性子，外向与敌意竞争之间，两两存在着显著正相关性；抑郁者多内向；性子之急慢，与抑郁与否无关；抑郁者常充满敌意……非常丰富。而聚类研究最重要的意义在于揭示体质与气质/性格之间紧密的关联性。《心身医学》（2000 年）中披露了相关研究的部分结论：例如，外向与强壮质之间呈现出极显著正相关，但却与所有的虚弱质和偏颇失调质呈显著负相关。提示：体质强壮是外向的生理基础；体质变弱、变差（失调、偏颇）均会使人活泼、热情、好动、主动交往等性格特点趋于弱化。

急性子与所有体质类型都有一定的相关性。但正相关值最高的是与强壮质。似可说，强壮体质者更多地表现出时间紧迫感。

精血不足与时间紧迫感也有较显著正相关。精血不足者似乎主要属于肝肾阴分不足，易于急躁易怒，这可凭借中医学理论做出解释。

敌意与竞争只与强壮体质者呈高度正相关，表明身体状态是精神心理活动的资本。只有体质壮实、精力充沛者，才会雄心勃勃，有强烈的竞争意识，并对周围许多现象保持警觉。

抑郁与所有的虚弱、失调等病理性体质类型均呈高度正相关，唯独与强壮质呈负相关。提示抑郁与体质状态密切相关。强壮者少抑郁,虚弱失调者多抑郁。

忍让与虚弱质、偏热质、偏湿、淤滞质等均负相关;与偏寒及精血不足也有负相关趋势。唯独与强壮质没有这类关系。似可解释为:失调、虚弱体质者不太善于忍让。忍让,也需基于一定的体质基础。

情绪不稳定与焦虑和所有的失调、虚弱质者均呈极其显著的正相关;唯独与强壮质者呈负相关。提示体质偏弱或失调时,极易出现情绪不稳和焦虑等,其中,尤其以虚弱质者更常见。相反,体质强壮者则很少出现情绪不稳定及焦虑等。

这是20世纪八九十年代在上海市教委等支持的科研项目中得出的结论。可见,聚类的结论颇有启迪意义:体质与气质/性格密切关联;一般情况下,身体状态(体质)是基础;良好体质才会有稳定而良好的气质/性格/情绪等。

2) 亚健康研究中得出的结论

2006年,在国家科技部"十--五"重点支撑项目《亚健康状态的测量及诊断标准研究》中,我们整合对社会-心理-躯体等要素的分析:将躯体领域常见的状态或症状分成疲劳、消化、睡眠、机能失调、免疫力、过敏、衰老、疼痛、便秘九类;心理领域常见倾向简约为抑郁、焦虑两类;社会领域分成社会支持、社会压力、社会适应、自信心和满足感("性"因可靠性问题而被删除)等四大方面;通过1.5万例亚健康人群的调查,运用结构方程模型等分析评估,最终显示:心理-躯体之间存在明确的"共轭现象"——心理因素影响躯体领域的路径系数为0.79,非常高;躯体对心理的影响为0.14,弱得多。而社会因素对躯体生理的影响,常并非直接作用,需要通过心理"中介",而后间接地作用于躯体。社会因素对躯体的间接作用效应为两个路径系数乘积,(0.68×0.79 = 0.54);其影响也是比较强烈和明显的。

简单地说,借助流行学方法和结构方程模型等,发现心身间相互存在着密切的互动关系;且可借数理方式,清晰显示其作用方向及强弱等(见图3-3)。

众所周知,牛背上的架子称"轭",呈"⌒"型,一侧轭失灵,必定影响另一侧,这叫"共轭"。学界常用"共轭"来泛指内在有着某种密切关联性,时刻互动的相关事物。基此,我们提出了"**心身共轭现象**"。

(三)心身关系的"极性"特征

接触临床者都认可"心身共轭"现象的存在。深究之,这种时刻存在着的互动关系,呈现明显的"极性"特征。所谓"极性",是借用化学名词,也可称"手性"(左旋/右旋),指这类心身互动关系因其作用方向的不等,结果差异很大(就像磁铁两

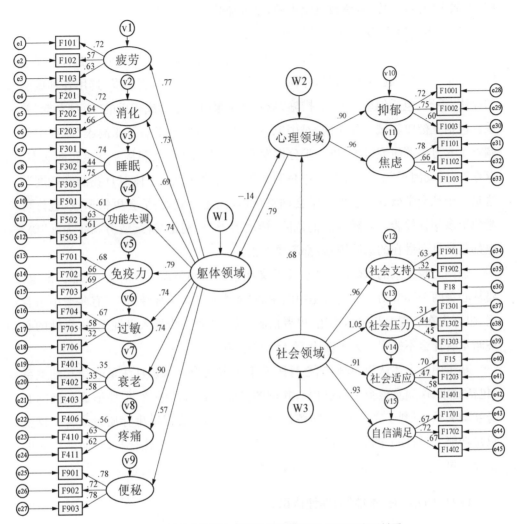

图3-3 借助流行学方式和结构方程模型,发现心身间关系

端或相吸或相斥的"极性";也像一些化合物尽管分子式相同,但手性不同,呈现左右旋之异,但却可以分别是良药或剧毒一样)。心身间的互动,可以是相互良性的促进;也可以是不断加剧的负性循环——中医学有经典术语表述这种负性互动:**"因郁致病""因病致郁"**。

笔者在肿瘤临床中深切感受这种"极性"互动截然不同的恶果:太多的成功康复者,医药措施是其成功的保障之一,自我逐步形成积极良性的心身互动则是确保其更好康复的内在机制,姑且称为"心身左旋"吧!而同样太多的康复失利者则是纠缠于身心某环节而自我消极地循环——"病"与"郁"之间不断呈现劣性的放大效应(类似于"心身右旋"),终致沉沦不救,令人扼腕!

又如,不仅癌症,医学关注的所有领域——从健康/亚健康到病态,以及心身互动关系密切的常见病(冠心病、高血压、糖尿病、消化性溃疡等),都应遵循努力促进服务对象"心身左旋"的价值观;并在方法学上可取"拿来主义"态度,选用各种成熟的疗法/手段,包括创造新方法/措施,只要其结果有利于形成积极的"心身左旋"关系。包括亚健康领域。几年前,对国家重大科研项目"治未病及亚健康"研究中所调查 1.5 万多例研究对象,进一步分析发现从健康到亚健康和从亚健康转向病态,存在着"撬动因子";"撬动因子"中危险系数最高的,就是"个体对自我的满意度"。这是一个社会学概念。但如果学会调整认识,优化价值观,学会更快乐点,也许可避免很多病证侵袭。紧随其后的危险"撬动因子"分别是"持续疲劳"和"失眠"等,也都是常见而潜在的威胁因素,都需要纠正。

强调心身关系的"极性"效应,其意义在于提示和强调:救治疾病,维护健康,要从心身两个环节切入。这就是中医说的"治未病""上工守神论"。有些老中医看病,也许先在心理上起暗示作用;患者信服他们,心理上先导入良性循环,良性的心理暗示有什么不好呢!为了健康,有什么不对呢?

基于中医上述认识,我们把心身医学重新定义为:"承认且注重心身互动关系(包括健康、疾病及整个生命过程),并试图借助各种方法手段,促使形成积极的心身互动关系,以利于守住健康,防范疾病或促使康复,或促进生存质量改善。"这虽只是功能上、目标上的定义,但因其融合了中医心理学本土化智慧,其防治疾病的指导性更突出了。如果在世界范围内交流,也许就多了中国特色。

(四) 中医学对"本能"的理性认识

"本能(instinct)"是心理学的重要命题。西方学界,无论是弗洛伊德的动力学派,还是马斯洛的人本主义,或马尔库塞的"爱欲论",都重视人本能问题,认为"本能"是生命活动的内在动力。本能指生来就有的倾向,既缘于人本身的动物属性,同时也是一类心理活动和行为反应;又与人的社会属性有着千丝万缕联系;且受制于个体生存的社会环境及文明规范。本能与理性,欲求与现实,动机与行为之间的冲突,构成了多种精神心理障碍、心身病症和临床心理问题的深层根源。因此,认识人的各种活动,无法绕过"本能"问题。

弗洛伊德认为本能主要属于潜意识范畴。中国传统文化虽没有明确的潜意识概念,但宋代学者对梦的探讨中提出了类似的"神蛰""神藏"等概念,出现了诸如

"形闻""无接""缘旧""志隐"等一些内涵远超"潜意识"的内容。同时，医界受宋代程朱理学启发，确立以"肝主疏泄"为主体的"本能说"，出现了诸如人欲、欲神、相火、疏泄等相关概念，形成了条达、舒畅、升发、相火、君火、道心、人心、闭藏、郁滞等一系列具体概念；建构了中国独特的本能理论。

1. "相火"——抑之不得的人之自然本能

早期的医家并不注意"疏泄"一词，也没有把它视为主要的生理病理概念。然而到南宋时，由儒医、有着扎实理学根底的朱丹溪，对人本能的两重性及其与健康和疾病关系做了深刻阐述。他提出的"人欲说"，讨论了情欲等本能问题，指出"**人之情欲无涯**""**夫温柔之盛于体，声音之盛于耳，颜色之盛于目，馨香之盛于鼻，谁是铁汉，心不为之动也**"。这些情欲，这种与食、色、性等有关的冲动，正是人的本能。早在先秦时期，《孟子》中即有"**食、色，性也**"的记载。《荀子·性恶》中亦大谈这一问题。朱丹溪则把它视为一种抑之不得的、与人的自然质性相关的内在冲动。并认为正是依赖这种"动"，人才得以生存和充满活力，种系也赖其以延续（"**人有此生，亦恒于动**"）。他借用《黄帝内经》的"**相火**"，来表征这种冲动。强调"**人非此火（相火），不能有生**"。

2. 从"相火"到"疏泄"，对健康的双重意义

在朱丹溪看来，作为一种源于人之动物自然质性的本能——相火（或曰"情欲冲动"）有着明显的两重性：一方面，它是生命个体种系延续的内在动力；另一方面，这种本能欲求，常易妄动，频繁而发，"**相火易起，……妄动矣**"。过于频繁、强烈的欲求冲动可损形折寿，故曰："**相火，元气之贼。**"与此同时，朱丹溪把相火与肝联系起来（究其缘由，都是从"**肝主升主动，喜外达，恶抑遏**"这一认识出发的，而各种欲求冲动亦有主动的、由内而外等特点，故将两者相互联系起来），指出："**肝肾之阴，悉具相火。**"而在同一篇中，朱丹溪又把"肝""相火"与"疏泄"捆绑在一起，提出："**主闭藏者，肾也；司疏泄者，肝也。二脏皆有相火，而其系上属于心。心，君火也，为物所感则易动。心动则相火亦动，动则精自走，相火翕然而起，虽不交会，亦暗流而疏泄矣。**"这段话确立了著名的肝主疏泄理论，形成了中国的"本能说"。其中，所谓"其系上属于心"，心感物易动的"心"或"心动"，实际上涉及后一节将要讨论的"识神"概念。因此，朱子之说中，包含有元神、识神、欲神等概念。"相火"即"欲神"，"相火"亦即"疏泄"；它受控于"心"的认识与思维，亦即"识神"。

3. 疏泄之本意：人本能性的欲求与冲动

何以用"疏泄"一词？字面上看，"疏"讲疏通，"泄"为发泄，都是由内而外的过

程,类似于人类社会生活中由内心发动而指向外界的种种欲望与追求。细究朱氏上述之说:**肝主疏泄,肾主闭藏**,两者都与性功能有关。朱氏认为两者"**皆有相火**";相火(欲神)常因心被外物所诱而引动(此处"**为物所感则易动**"的"心",亦即后面说的"识神"萌动),就是说常通过识神而引发。这种冲动原本潜藏于内,深蛰于下焦之肝肾……,但却每每指向于外。此说与弗洛伊德有些近似。但此处的疏泄,虽已与肝及本能性的欲求冲动联系起来,却仍与近代习惯上意会的含义还有一些距离,它只能简单地指性活动中的精液流泄,充其量是内在本能(相火)潜动后的一种外在表现,或曰其可见的结果。

我们再来分析后世对这理论的理解和它的实际所指:

通行的中医学基础理论教材中常把"**肝主疏泄**"看作有以下诸多功能:①促进脾胃运化,确保食欲良好,消化功能正常。②促使胆汁分泌排泄正常,这又有助于脾胃运化。③维持男女正常的性功能,以及男子的射精,女子的行经、排卵等。④参与调畅血与津液在体内的运行过程,使之循行有序。⑤维持人的精神情感状态,使之舒畅、稳定、和顺;中医学理论称其为"调畅情志"。⑥调畅气机。

而中医学所说的"气机",非常类似于自主神经功能系统。故气机调畅,可使全身内脏功能协调,各项生理过程和顺,既不卑弱,又不亢奋。

总之,肝疏泄正常,则个体在生理、心理诸多方面皆可和谐、稳定。否则,常陷入心身异常的病理状态。鉴于此,透过层层纱幔,并结合古代贤哲对人之本性的认识和心身医学的有关进展,可以说"疏泄"就是古代医家用来指代人的本能性的欲求与冲动的委婉之词;"肝主疏泄"就是说"肝"主管着这类欲求冲动。

(五) 中医学对深层心理的认识

中医学认为"神"本身十分错综,存在多层次关系。明朝以后,中医学家受启于传统文化,加深了对深层心神问题的探索,提出了很有启迪意义的见解。今天,在此仅做简单介绍。

1. 元神、欲神与识神说

宋明以后,道、佛两教、部分医家受金元探讨生命本原学风的影响,开始从元神、欲神与识神切入,探究复杂的深层心理问题。其间,不少认识恰与上述的本能说相辅翼。

1) 元神:主宰生命——类似于中枢调控

张景岳曰:"**神有元神,气有元气。**""**元神见则元气生,元气生则元精产**(《类经》）。"在张氏眼中，元神似乎是先导性的。这认识实则本于养生家和道家。

北宋的张伯端在《金宝内炼丹诀》中说："夫神者，有元神焉，有欲神焉。元神者，乃先天以来一点灵光也；欲神者，气禀之性也（气禀之性可理解为源自动物的自然质性）。"其后的阳道生在《真诠》中则说："或问元神与思虑神是一是二。曰：心、性、神，一也。以其禀受于天一点灵明，故谓之元神。后为情识所移，此个元神汨没在情识中，遂成思虑之神（即'识神'）。"

综合而言，元神原本为道家概念。道家认为它来自先天，"先天神，元神也"，是生命的主宰，"元神者，即吾真心中之主宰也"（黄元吉：《乐育堂语录》）。它依附于形骸则人活，离于形肉则人死。故道家特别看重元神，主张养生修炼当"以元神为用"。如明代的赵台鼎在《脉望》中强调："人能握元神，栖于本宫，则真气自升，真息自定。所谓一窍开而百窍齐开，大关通而百关尽通也。"并主张："日用功夫，以元神为主。何为元神，内念不萌，外想不入，独我自主，谓之元神。"其中，"内念不萌"可理解为欲神尚未萌动；"外想不入"即识神静憩；此时发挥作用、主宰生命的，便是元神。

鉴于元神、识神、欲神等在传统的心神思想中具有重要意义，故有必要借助现代认识做些阐释。综而论之，"元神"似有几大特点：①它是先天的，与生俱来的，有了它，便有了生命；元神离去，生命旋即终止。②它不受意识等支配，可自主地发挥作用；而识神（意识等）则赖其以产生，产生后虽不能支配元神，却可以干扰元神，影响其对生命的调控作用。③元神在脑中，而非心中。李时珍《本草纲目》有曰："脑为元神之府。"赵台鼎在《脉望》中说："脑为上丹田元神所居之宫。"张锡纯亦说："人之元神在脑，识神在心。心脑息息相通，其神明自湛然长醒（《医学衷中参西录》）。"④元神时时刻刻在发挥作用，是生命活动的主宰，其健全则"真气自升，真息自定""独我自主"。而入静、调息等气功坐禅法，有促进元神更好地调控生命的作用（入静时排除了欲神、识神对元神的干扰，故有此功效）。基于上述特征，结合对大脑结构特点的现代了解，我们似乎有理由认定"元神"是古代医家对大脑皮质下调控内脏活动的各级生命中枢功能的一种粗略把握，它包括进化层次较低的内侧皮质（主要是边缘系统）以及层次更低的下丘脑、脑干等结构中部分调控作用在内。它基本上是自主/自律的，通常较少受意念控制（"独我自主，谓之元神"），类似与自主神经系统中枢；但修炼有素的人在一定条件下可借助意念做出某种程度的自我反馈调控。就像训练有素的气功师或练功者常可在一定程度调控自己的某些脏腑功能一样。

很显然,元神这类调控功能确实存在,它与生俱来,是维持生命的关键。

2)识神——主管意识思维

"识神"原系佛教概念,指轮回学说中承受因果报应的精神实体。道家借来表示思虑、意识等心理活动,故有时称作"思虑神"。它是元神基础上的一种活动,基于元神,产生后却又能干扰元神("**元神汩没在情识中**")。故道家之养生,力主排斥"识神","内炼丹道,以元神为用""用神用元神,不用思虑之神"。"识神"可近似地看作是大脑皮质神经电化学活动所产生的感知觉、思维、意识等高级精神心理活动,它们是基于皮质下较低层次的脑的活动(亦即"元神"),并感受外界情境刺激后产生的。由于它产生后经常会对皮质下较低层次的中枢调控功能产生干扰,以至于影响这些中枢(即"元神")的自主调控功能,对脏腑有规律的生理活动不利,故养生家和道家主张斥"识神",用"元神"。

3)欲神——本能性的欲求冲动

道家讲的"欲神",包括各种内在的欲求冲动,含义类同与前述的"疏泄""相火"。其之动亦常干扰元神(元气)。故历代医家、道家常常谆戒"清心寡欲""志闲少欲""恬淡虚无"以"采神""全神"。其旨趣就在于自我节制欲神,尽可能加以掌控,以防止其对元神的骚扰,以免元神虚耗。

4)心神之间有着错综的层次关系

寻绎中医学及中国传统文化,可以发现上述理论假说背后,还存在着深刻的内涵,揭示了心神之间不同的关联性:

(1)低层次的"欲神"——从"身"到"心"。前已述及,中华先贤发展了欲神、识神、元神说。所谓"欲神",结合今人认识,可认为是泛指人源于其个体生物本能的一类欲求冲动及相应的行为,食、色(性)及趋利避害等为其主要表现,它与个体的生存和种群的繁衍密切相关。本质上说,这类行为在动物中纯属躯体性的和生理的,为神经系统控制下的一类纯生理性的行为反应。但在人类中的情况稍异。尽管有时这类行为反应可在无意识状态下发生或进行,然而多数情况下,个体能清楚地意识到这类冲动的萌发,并常借助意识做出某种调控,与此同时,还常伴随着某些情绪体验。也就是说,在人类它也有了某种从属性的精神心理特征,故中华古贤称其为"欲神"。

在这一层次的心身关系中,躯体的因素常起着原因性/决定性作用。就生物学研究而言,控制这类行为反应的神经调节中枢位于从生物进化角度来看属于比较古旧的结构之中(古皮质、旧皮质,亦称边缘前脑)。可以说,本能性欲求冲动受控于脑的这些系统功能。然而，传统理论还认为："识神"可诱发（或抑制）"欲神"。从生物学机制看，这是大脑皮质的感知及意识等活动所伴有的皮质神经电化学反应对皮质下较低层次中枢具有调控作用的结果。本质上，这种关系是"身"（皮质电化学反应）对"身"（边缘系统功能）的下行性作用。此外，某些医家和佛、道两家还强调"欲神"可以上行性地干扰"元神"，影响"识神"；既干扰生命中枢的调控过程（"**相火元气之贼**"），并影响脏腑等的生理活动；又可"扰动识神"，影响皮质的感知、思维和意识等，这是常见的现象。但就其主次而言，这种上行性干扰似乎次于并弱于识神对欲神的支配与操纵。

（2）从"身"到"身"的"元神"。前已诠释过"元神"，可把它近似地看作是古贤对大脑皮质下调控内脏活动的生命中枢功能的一种认识。就结构言，它与"欲神"处于近似位置，包括进化层次较低的内侧皮质（主要是边缘系统）和层次更低的脑干以及下丘脑等部分结构的调控作用在内。这些部位主要通过自主神经系统和内分泌等对内脏功能进行调控。这种功能是与生俱来的，边缘系统是其调控中枢。故可以说"元神"主要是一种神经电化学活动，属于"身"的范畴。但这种功能又受大脑皮质的影响，亦即传统理论所谓的"识神"可干扰甚或驾驭"元神"。由于部位相近，有些则是同一结构的不同功能，故"欲神"与"元神"之间往往相互影响。

（3）"识神"的心身关系：中国的"突现"论。"识神"似可视作是大脑皮质神经电化学活动所产生的感知觉、思维、意识等高级精神心理活动，它们是基于皮质下较低层次的脑的活动（亦即"元神"），并感受外界情境刺激后产生的。通过脑科学的现代研究，人们渐趋认定这类精神心理现象是以大脑皮质乃至全脑整体的神经活动为机制"突现"[①]的；皮质下的结构起着神经信息上传下达，并维持皮质觉醒状态的作用。这些，对于思维、意识等的产生具有基础性意义。研究证实：大脑半球后部的皮质和神经电化学活动是直接引起感知觉和意识等心理现象的最终整合部位，其他部分的神经活动只有通过引起这部分大脑皮质的神经电化学活动才能产生上述的心理现象。这些部位被认为是人脑进化的最高层次。

"识神"层次的心身关系是最高层次，也是最为错综、最令人困惑的。感知、思维、意识等是大脑皮质（关键是后部皮质）及整个脑部神经电化学活动基础上"突

---

① "突现"是新近西方学者阐释心身关系时常用的术语，其意是：心理活动是脑的整体功能基础上集中而又突然跃迁的表现，它不能简单地还原为某些神经过程，并强调精神心理是应对于整个脑功能而并非严格对应于某一部分。

现"的特性,故"身(大脑等)"是"心(感知觉和意识等)"的生物机制,"心"赖"身"而"突现";但感知觉和意识等一旦产生,又对脑的神经电化学过程起着某种原因性的调控作用。它不仅通过新皮质、边缘前脑、丘脑前核及下丘脑等环路,调节着情绪反应,控制着内脏活动;还通过大脑皮质相应的运动区、锥体系、锥体外系及运动神经等对肌肉和运动器官作出及时、精确而有效的支配。在这些过程中,"识神"所萌生的感知觉和意识等皆对包括皮质在内的躯体反应过程都起着原因性调控作用。正是基于对这一关系的天才直觉,中医学从功能角度强调了"神能御形",而且,这里的一个"御"字,有驾驭、控制之义,它远比辩证唯物论通常说的"精神对物质的反作用"来的惬意、精辟。就这一层心身关系言,"身"(大脑皮质及其活动)是基础,"心"(思维、意识,亦即"识神")是"身""突现"了的特性或结果。但"心"(识神)一旦"突现"后,又对"身"及低层次的心与身有着支配调控作用。后者正是"识神"影响"元神","识神"诱发或抑制"欲神"等有关认识产生的事实基础。

这些本土化认识,稍做提升后,不仅可作为我们从事相关领域创新的重要思想源头,还可在通俗表达后利于平民百姓接受,从而提高自我心身健康意识与水准,更是我们做出原创性深入研究,提出新理论、新学说的宝贵资源所在。

(六) 心理病理学的本土化认识

前述的理论问题主要局限于临床心理(生理)部分的,其实,中医学更多地涉及病理及临床。首先是对心理病因之认识。在此,不想复述大家耳熟能详的七情致病说等,仅就人们讨论较少的/或者换个角度的,做些新的阐发:

1. 郁为百病之源——心理病因的核心

朱丹溪有一著名论述:"气血冲和,万病不生;一有怫郁,诸病生焉。故人身诸病,多生于郁。"朱氏许多门生和私淑弟子,如元代的名医王履、易思兰等,都反复强调:"郁为百病之源""百病皆生于郁";不厌其烦地论证郁证的普遍性和危害性。而郁证又叫"肝郁""肝气郁结""肝郁气滞",其实,它揭示了心身(形神)疾病的病因及病理机制核心,就是肝失疏泄。因此,值得进一步结合临床,做些分析及现代阐述。

1)"郁"的普遍性

"郁为百病之源""百病皆生于郁",指的是临床上郁证的普遍性,同样也揭示了心身病因的普遍性。郁证与肝失疏泄通常表现出以下这些病理情况:患者由于受某些刺激(多半是消极的挫折、失意、意愿不遂、伤感忧愁等),从而在情绪上表现为闷闷不乐、唉声叹息,或悲哀欲哭,或哭笑无常等低沉、不稳定之症;在躯体上则出现诸如食欲不佳、食欲大减，甚至厌食、腹胀满、纳谷不馨等症；以及经常不自主地长声叹气，叹出稍宽，性欲冷淡、性功能低下；女子尚可见乳房胀痛、少腹作痛，乃至月经迟延、不畅等。结合现代临床，肝失疏泄可进一步引发胆囊炎、胃脘痛、胃肠功能失调、心律失常、失眠、头痛、血压升高等。长期的肝失疏泄，可因影响气血津液的运行而出现气滞、痰凝、血瘀等病理结果，有时可以最终发展成肿瘤等。

从心身（形神）医学或精神病学角度，不难看出，这其实类似现代所说的不典型的、偏于抑郁的神经症。由于人生活在现实的社会之中，情感或欲求时常会遭受一些挫折，更加上还会有种种隐曲难伸之事，或处于失意、失败、不顺心之时，这些，用中医学理论都可解释为肝的"疏泄"不顺畅（本能性的欲求与冲动遭到阻遏）。此外，还有力不从心、错失机缘，以及悔恨不及等，这又属肝的疏泄无力；它们共同的结果就是"疏泄失常"。这种病因及病理机制促使很大一部分人表现出上述症状特点。由于这类情况十分普遍，随时都有可能发生，或者说每个人一生中都有可能会遭遇到，因此，临床上引发的病症也就非常多见。这些病证中较典型者，即可断定为"郁证"。

总之，"郁"有两层含义：一是情绪抑郁；二是气机失于疏泄而郁滞。都表现为内在诸多脏腑功能不协调，偏于低弱或障碍状态。而"郁证"和肝失疏泄密切相关，谓其"普遍"，遂有"郁为百病之源""百病皆生于郁"之说。

在中国的独特思想中，作为病因与作为心理病理机制的有机合一，这对于我们今天还没法说得很清楚的这类问题，是个很好的启示。

2）郁证多发的社会根源

中医学还很好地回答了心理病因的源头问题。我们进一步分析何以"肝主疏泄"诞生于南宋，且出自由理学转而业医的朱丹溪？就能够找到端倪。我们知道中医学多数重要理论在《黄帝内经》时期已确立，也许仅"肝主疏泄"形成于晚期。这并非事出偶然，自有其内在深刻的社会历史根源。

众所周知，宋代理学肇兴，程朱等创立理学，意在规范人们的行为。此举受到宋王朝的高度重视，并着力加以推行。而理学有一个核心思想，就是"存天理，灭人欲"。换句话说，出自维持封建统治的需要，这些御用学者们大力倡导应压抑人的各种本能性欲求冲动，以符合那至高无上的"天理"。此后，三纲五常等一整套封建伦理纲常真正开始在中国肆行无阻，成为平民百姓的行为枷锁。理学家们还一再鼓吹诸如食欲精美、非生育目的的性活动都是有违天理的……

思想行为的强行禁戒，对本能的过于压抑阻遏，很快导致了消极的社会及健康后果。进入南宋和元明后,临床上郁证患者急剧增多,"郁"成为许多内伤杂病的先导,故有"百病皆生于郁"之说。元明医家正是在临床上深切感受到这一事实,才如此重视肝主疏泄理论,如此拳拳于郁证机制的探索及阐述的。相对而言,唐朝以前,中国人的心态是比较健全的,生活氛围也是宽松的。所以宋朝之前,少有医家讨论"郁证"之类问题。可见,社会因素就这样影响了社会成员的精神心理,从而成为健康或疾病问题。"生物—心理—社会医学"模式的合理性也就在于有助于人们揭示这么一层深刻的关系。

令人遗憾的是,理学对平民百姓的禁锢,其消极影响一直残留至今。人们常说中国人"含蓄",喜"内省",喜"自责",万事强调"忍"字当先。这尽管是种行为美德,有助于协调人与人的关系。但有时却也会使当事人付出沉重的病理"代价",那就是持续不断地处于郁闷不舒状态,肝常失于疏泄,并由此引发了许多健康与疾病病理问题。它已成为中国人不能不充分重视的、危害健康的常见和重大问题了。

2. 其他学说

关于心理病理学,中医学还有许多见地十分深刻,如七情病因说、个性禀赋说,关于病理机制的干扰气机、生痰成瘀、伤及五脏、耗竭气血等。因大多已经为人们所熟识,教科书都已经详细介绍,在此不作赘述。

(七) 心理(心身)疾病的防范问题

中医学是注重实用的。心理(心身)疾病防范的理论认识,中医学有太多的涉猎。因为内容太多,在此仅就人们忽略、本土化值得特别重视的,枚举一二。

1. 提出多重防范约束机制

还是以朱丹溪为例(因为相关内容过于丰富,有各家特点),针对临床上因欲求冲动太多、相火过亢而频频受抑所引起的疏泄失调、肝郁气滞的情况普遍存在,朱丹溪提出一整套控制欲神(相火)频繁萌动(疏泄太过)的防范约束机制,这些认识中,包含中国特色的心身医学思想。

1)"存天理,灭人欲"

朱丹溪早年师承朱熹等理学大师。朱熹提出了理学的"人欲""人心""道心""天理"等命题。所谓人欲、人心,含义有所接近。人心指气禀之性,受人欲(欲神)驱策,常感于外物而发,是恶而无限量的。"道心"与"天理"既有关联,又有区别:道心指符合于人伦义理的行为活动;天理则既包括人伦义理等社会道德规范,亦包括符合此等规范的行为,如饿而欲食,冷而欲暖,男女适龄而婚嫁等,均属天理范畴,故可谓"道心"从属于"天理",它们都是善而有限量的。但天理与人欲却是水火不相容的,"*饮食者,天理也；要求美味,人欲也*"。同属维持延续个体及种系生命的行为,一个符合义理而有所节制,一个只受快乐满足原则驱策。故"*人之一心,天理存则人欲亡,人欲胜则天理灭,未有天理人欲夹杂者*"。(《朱子语类》卷四)理学宗旨就是"*存天理,灭人欲*。"作为由儒转而业医的朱丹溪,自然承启了理学宗旨。他既充分肯定本能性的欲求冲动对生命维系的重要意义,又恪守"存天理,灭人欲"的理学处世教义,主张压抑易于萌动的食、色、性等非分欲求,并在贯彻这一摄生原则的过程中,展开了他对本能与理性关系的深刻的阐述。

2)"教人收心养心"

朱丹溪认为,为防止相火妄动、欲神偏旺,对本能适做约束的具体措施应是"*教人收心养心*"。所谓"收心",指尽可能减少或避免与外界声、色、馨香等刺激物接触,"*不见所欲,使心不乱*";亦即减少"识神"活动。最好能恢复到《老子》所推崇的"*塞兑闭门*"的境界,使心境宁静而相火不动,欲神不起。所谓"养心",含义精深。朱丹溪向往《黄帝内经》所描述的"圣人"的生活准则,并引周敦颐语曰:"*圣人定之以中正仁义而主静*。"也就是借儒家特别是新儒家(理学)的教义来熏陶"心",强化自身的克制力量,从而能内在地抵制约束本能性欲求冲动,亦即自我压抑、削弱"欲神"。

3)"人心听命乎道心"

在此基础上,围绕着本能问题,他进一步引进理学大师的"人心""道心"等概念,指出:"*此善处乎(相)火者。人心听命乎道心,而又能主之以静。彼五火之动皆中节,相火惟有禅补造化,以为生生不息之运用耳*"朱丹溪还直接引朱熹之语:"*必使道心常为一身之主,而人心每听命焉*",并以此为依据来论证他对本能(欲神)所持的"收心养心"态度。就这样,朱丹溪构筑了一个较为完整的"本能"学说体系。

4)善用苦寒知黄柏"泻相火"

也许,理学的烙印太深刻了。朱氏认为上述众多环节仍不足以驾驭有勃勃生机、随时易于妄动的本能("欲神"),故他又别出心裁地倡导以知母、黄柏等苦寒药物来"泻相火""坚肾"。所谓泻相火、坚肾,其含意就在于借用生物学手段,减弱本能性的欲求冲动,减少肾精疏泄。临床和实验都表明,黄柏可明显抑制性功能,减少相关性激素的分泌,并影响食欲,这就达到了泻相火、抑欲神的功效(见图3-4)。

2. 朱丹溪与弗洛伊德的跨文化比较

也许,本土化通过跨文化比较能够更具深刻性。故可借弗氏的精神结构说对

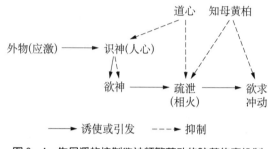

图3-4　朱丹溪的控制欲神频繁萌动的防范约束机制

丹溪学说的深层意蕴做些剖析。朱丹溪所说的"相火",与弗洛伊德理论中的"原我"有所类同,指缘于本能的、寻求欲望满足的动力,或曰"欲神",也可视作生命之内驱力(生机)所系;它主要和性有关。朱氏引理学家所说的"人心",指个体清醒的自我意识,及基此所产生的一些行为,与弗氏所说的"自我",有近似之处。至于"道心",朱丹溪指的是严格遵循理学家所确认的社会文明规范的自我人格和理性力量,接近于弗氏所谓的"超我"。所谓的"人心听命乎道心",就是要使自己的清醒意识,绝对服从于理学家所鼓吹的那套社会人伦规范(天理),以达到"道心"能时时主宰自身的所有行为,包括各种本能性的欲求冲动。再加上"人心"又能主之以静,强化自身内在的对欲神的抑制作用,这样就可有效地防范时时易于萌动的欲神对元神包括健康的危害了。可见,朱丹溪提出一个控制欲神(相火)频繁萌动的三重防范约束机制:①不见所欲,使心不乱;②人心主静,抑制相火;③人心听命于道心,使道心常为一身之主,即加强社会规范的约束作用。再加上药物的抑制,构成了一个关于本能的认识、防范与控制的完整体系。这一体系当时影响之大,只要从200多年后张景岳极力反对朱丹溪的苦寒泻火说,认为朱氏学说造成了整整几百年的医学界时弊,并力主"真阳"说中,就可看出一二。

3. 何以后世少用"相火",更多以"疏泄"取代之

朱氏以后,明清医家逐渐少用"相火"一词来表征本能性的欲求与冲动,特别是张景岳的学术崛起并对丹溪的《相火论》提出质疑后,医家罕用此词,而逐渐借用"疏泄"一词。我们分析其缘由,可能有以下两个原因。

(1)"疏泄"本身词意有疏通、外达、发泄等。人的本能性的欲求及冲动,是一种源自内的潜能的发泄与外达;疏畅了,就达到目的了,而并不一定具有"火"的征兆。词意上,疏泄似比相火更熨帖些。疏泄也就逐渐具有了与"欲神"类同的含义,故饮食、性欲、情志等都被认为是受制于"疏泄","肝"的疏泄可调畅气机,从而调节

情志、性功能和饮食等。

（2）熟读各家学说，可见元明以后，一时间许多医籍中，"相火"都带有赤裸裸的欲望、色情特点，说人"相火旺"，无疑是强调性欲强烈、性生活频繁，太露骨了。而讲究含蓄、文雅的医师，便逐渐少用这类词，以更文绉绉、更巧妙的词（疏泄）来指代，似乎也是背后因素之一。

关于临床心理应用（操作）的本土化问题，更是丰富、多姿多彩而极具实用性，容日后详述。

第四讲

燮和天下

中医与中国传统文化的"和"思想

主讲人◎王庆其

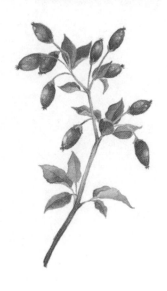

澄心
息虑

主讲人简介

　　王庆其，上海中医药大学终身教授、上海市名中医，享受国务院政府特殊津贴，全国名老中医学术经验传承导师，《辞海》中医学科主编等。培养博士、博士后、学术传承人 40 名。担任 50 余部学术著作的主编、副主编，从事中医内科临床（消化系统与心身疾病）及黄帝内经教学 50 余年。获上海中医药科技成果一等奖、中华中医药学会科技成果二等奖等。中医心理名师工作室主持人。

一、引言：中医科学不科学

隔行如隔山，可能社会上对中医学有各种不同的看法，有的人觉得中医学很神秘，有的人说中医学很伟大。另外关于"中医科学不科学"的讨论常常见诸报端，尚有争议。

其实，中医学就是我们中国人的医学，是中国人一种生存的技术。西方医学传到中国大概有两百年，那么在两百年以前，中国老百姓要生存，要跟疾病做斗争，渐渐地就形成了中医学。胡适先生讲过："**什么叫文化？文化就是生存的方式，或叫作生活的方式。**"余秋雨先生讲："**文化就是生活方式和精神价值的一个结合体。**"因此，中医药文化就是我们中国人的生活方式和生存技术。有人质疑中医学的科学性，我认为这里不存在科学不科学的问题。这种生存技术延续了几千年，说明是有用的，有用的东西里面一定有科学的元素。我们中国人吃饭用筷子和调羹，西方人用叉子和刀子，你说哪种方式科学呢？这是生存的技术，无所谓科学或不科学，只能说明西方的生存技术和中国人的生存技术不一样。难道你能说，一定是我们中国人用筷子不科学吗？这是一种技术，没有这个技术中国人怎么能够活下来？所以如果要否定中医学，那就是否定中国传统文化，否定我们几千年形成的生存方式。我们就是用筷子和调羹的，这种方式你能否定吗？就是这么做的，无所谓科学不科学。中医学是中国人自己的医学，或者说是中国人自己的科学。

二、"和"思想的哲学意义

近代最著名的哲学家之一、北京大学哲学教授张岱年先生讲："**中国传统文化对世界文明最伟大的贡献在于两点：第一是'天人合一'的理念，第二就是'以和为贵'的人际关系论。**"

北京大学哲学系李中华教授讲："**中国哲学的智慧集中体现在一个'和'字上，它不仅是中华民族的基本精神和基本特质，也是中国哲学和中国文化的最高价值**

标准。"前面我引用了胡适先生对文化概念的定义,即文化就是生存的方式,那么中国的传统文化就是中国人的生存方式。"和"是从生存方式当中提炼出来的一种思想,或者是一种文化。古人在跟自然做斗争、在人与人相处的过程中倡导一种文化,这种文化就是"和"。

从儒家的"**致中和**""**礼之用,和为贵**"等,到今天"**和谐社会**"理念的提出,几千年来,"和"思想渗透到了中华文明的方方面面,如哲学、历史、政治、伦理、宗教、教育、文学、艺术等,深刻地影响了国人的生活。中医学也是受到"和"思想渗透和影响的一个重要的领域。

三、中国传统文化中有关"和"的理念

然后再看看中医学中是如何体现"和"思想的。对于"和"思想,我曾经做过课题研究。"和"最早的意思有两方面:

(1)"和"的第一个意思指音律的和调。"和"字起源比较早,甲骨文中写成"龢"字。这个"龢"一般人不认识,实际上就是和字。最早"龢"的意思是指调音,即经过不同组合韵律的调和,组成美妙的音乐。通过"龢",把各种不同的音律调到一个适度的范围,产生美妙的音乐,这是最早的"龢"的意思。《乐记》中讲,"**君子之听音,非听其铿锵而已也,彼亦有所合之也**"。就是说我们听君子之音——古代把君子和小人作为对立的,君子是理想当中的一种好人,不仅要听他铿锵的声音,还要听他的声音之间和谐的部分。这个"合"就是"和",和得好,音就非常好听,最早的"和"就是这个意思。

(2)"和"的第二个意思是指调酒。酒很早就发明了,中国人从有文化开始就有了酒。中医学的"医"字,其繁体字形式是底下一个"酉",那就是酒。中医学是怎么开始的呢? 一方面是我们中国人跟疾病做斗争的经验总结,最早治病的方法,就是把中药浸泡在酒里面,做成药酒,这是最早的中药制剂。另一方面就是把各种不同的药味按照一定的规律和谐地组合在一起,发挥治疗效应。我们喝的中药汤剂是伊尹发明的,他是一个厨师,厨师需要调味。做菜的调料无非是油盐酱醋,但是水平高的厨师就能调出美味佳肴。和做菜一样,一副中药十几味药,需要把各种不同味道、不同功效的药组合在一起,发挥治疗作用。

后来,"和"的含义引申为适中的行为尺度,以及事物多元素状态的统一协调。如我们人体中有心肝脾肺肾,各种不同脏器之间处于一种协调的状态就是"和"。

"和"就是健康、正常的，不"和"就是不正常的。再比如，我们中华民族有 56 个民族，多数民族都有自己的生存方式、文化、习惯和文字，各民族要和谐地相处在一起，那么就是多元素状态的统一协调。因此，这个"和"的含义已经从调音和调味引申开来了。

四、《黄帝内经》以前的文献中关于"和"思想的发展脉络

《礼记》中讲，"治世之音安以乐，其政和；乱世之音怨以怒，其政乖；亡国之音哀以思，其民困。"用音乐来比喻社会的和谐或不和谐，和谐的音乐是非常美妙的，其政和就是政令能够非常畅通，社会非常和谐；乱世时兵荒马乱，其政乖就是社会不和谐，不是国泰民安的景象。

《尚书》是我们国家最早的政事文献的汇编，按现在的说法叫中央文献。《尚书》里面记载了西周政治生活的一些状况，围绕着"燮和天下"的目标，建立起一整套系统的"和"规范。具体表现在："和"是政事治理的要求与原则；"和"是治理的具体方法与尺度；"和"是对官僚关系的要求；要求兄弟、家庭关系和睦、和洽。

《易经》是我们国家最早的一部带有哲学理念的著作，成书于春秋时期，据传孔子也参与著作。我们中医学讲的阴阳五行，最早就是源于《易经》。书里面有很多算卦的记载，其中每一个卦包含"当位""应位"与"中位"三方面。通过卦爻是否是"当位""应位"与"中位"来判断吉凶的方法，充分体现了其对"中和"的追求。故有学者认为，整部《易经》始终都贯穿着"崇中尚和"的思想。

《国语》也是成书于春秋战国时期，但时间上稍微晚一点。它提出了"合同之辨""务和同""和实生物，同则不继"等观点。我刚才讲"和"是多样性事物的和谐统一，那么"同"就是相同事物构成的单一性的累加。"和"跟"同"是不一样的，"和"是相处，是至少两个以上事物之间的关系，"同"是相同事物的堆积和累加。"和实生物"是指多种不同的事物和谐地相处在一起，才能产生新的事物。比如说一个男人和一个女人，男的属于阳，女的属于阴，"阴阳和，故能有子"，一个男人和一个女人和谐地结合在一起，就能够生儿育女。同样，属于阳的这一类事物，与属于阴的事物有机组合在一起，就会产生新的事物。比如，天属于阳，地属于阴，天气上升地气下降，阴阳相交，演化着风雨雷电。伏天就是地气上升天气下降，阴阳之气相交的季节，所以夏天天气特别炎热。然后产生了很多变化莫测的自然现象。"同则不继"是指相同的事物加在一起只是数量的累加，而不会产生新的事物。所以两种性

质一样的事物组合在一起不会产生新东西,比如两个男人在一起就不能生儿育女,这是最简单的例子。有人说中国没有哲学,这话不对,中国的传统文化中充满着哲学,从这句话中我们就看出来了。"和实生物",可见"和"非常重要,只有"和"才能不断产生、演化新生的事物。如果一个单位里同事之间的关系不和谐了,那么工作效率就不高,不能很好地推进工作。如果不同知识结构的人组合在一起形成一个单位,这个单位就会形成一个合力来推进事业的发展,这就是"和实生物"。大千世界中这种现象比比皆是。"同则不继"的结果是衰亡和灭绝。

《道德经》也是春秋时期的,是老子的一本经典著作,其中有一句话叫"*万物负阴而抱阳,冲气以为和*"。就是说大千世界林林总总,可从阴阳的角度把事物分为阴阳,阴与阳和谐地组合在一起。"冲气"说明是相互作用的,天气、地气相互作用。"和"是天地万物的自然生存状态,万物内在地蕴含了阴阳二气的因子。内部与外部的阴阳二气相互依赖、相互制约、互根互用,万物保持着一种"冲和"的状态。古人也用阴阳理论来解释地震,认为地下的能量到了一定的程度就要爆发出来,阴阳相互作用就产生了地震。雷电、下雨也是这样,阴气和阳气碰在一起产生了风雨雷电。太多就变成自然灾害,和谐就是风调雨顺,古人就是用这种理念来解读自然现象的,也用它来解读社会现象。老子还讲道:"*和其光,同其尘*"。光代表天,尘代表地,即与天和同,与地和同,换言之就是人与天地和同,是强调"和"的。

《论语》是春秋战国时期的著作。相传孔子拜见过老子,老子比孔子年长几岁,孔子二十几岁的时候老子已经四十多岁。书中讲道,"*礼之用,和为贵。先王之道,斯为美。小大由之*"。什么意思呢?即礼的运用,贵在能将大事小事都处理得恰到好处。礼就是用于规范人的行为的,古人讲的礼治其实就是今天讲的法治,所以孔子讲要恢复周朝周公时期的礼治,认为没有礼治,国家和社会就要乱套。那么怎样规范人的行为呢?和为贵。有了法律后,还要以"和"的精神来处理好大事和小事。《论语》还提出了"和而不同"的君子精神。《论语·子路》中讲:"*君子和而不同,小人同而不和*"。小人不等于是坏人,从思想境界来讲,君子是理想当中的人才,小人相对来说格局稍微低一点,理想中的人应做到"和而不同"。在一个单位里面,大家和而不同,既能够发挥个人的特长,又能够形成一个合力,这个单位的事业就会兴旺。而小人,表面上没有意见,你好我好大家好,和和美美,实际上内心不和、勾心斗角。所以这种"和而不同"的君子精神,成为千百年来引导中国"士"人阶层独立自由思考、秉持操守行事的心灵灯塔。

《礼记·中庸》写道:"*天命之谓性,率性之谓道*""*中也者,天下之大本也。和也*

者，天下之达道也。"就是说要天下有道，就要做到和谐。一个是不偏不倚，一个是和谐，有了不偏不倚才有和谐，所以"致中和"三个字实际上是非常重要的，"中"与"和"是不可分割的。还有，"天地位焉，万物育焉"。"天地位焉"就是说达到了"致中和"，在"天地各安其位，万物各育形命"。单位中的每个人都做好自己的本职工作，各安其位，各司其职，那么"万物育焉"，这个单位的事业就会很兴旺。大自然中也是如此。大家知道上海有个"位育中学"，意思就取自这里，就是希望培养的学生各安其位，做好自己的工作，那么整个社会就能够产生很大的能量。

《墨子》成书时间要再晚一点，它提倡"尚贤"，就是不分贵贱，不别亲疏，尊重、提拔、任用贤人治理国家。墨子对治国理政有很好的见解，值得我们效法。同时他又提出了"尚同"的理念，认为"义"之不一，是天下纷乱、父子兄弟不和之由，故其"尚同"不是独裁，而是所谓"和同"。比如，皇帝不能一个人说了算，要广泛地征集意见。"尚同"理念强调和谐地相处，这样的国家和社会才能够发展。

《孟子》和《荀子》可归到儒家学说里面。对于人性善恶，《孟子》跟《荀子》有着相反的观点。《孟子》讲："人之初，性本善"，人生下来是很善良的，后来到了社会上慢慢学坏了，所以人要接受教育。《荀子》讲人的本性是坏的，很自私，所以要接受教育，通过教育——家庭教育、社会教育、学校教育，能够改善自私的本性，让人变成一个有用之才。虽然《孟子》和《荀子》中的有些观点不一样，但它们都属于儒家学说，其根本的主张是相同的，即认为"人和"则国强。孟子认为，为政者当修"人和"，"人和"则"天下顺之"，"天下顺"则"国固而兵威"。《孟子·公孙丑下》讲道："天时不如地利，地利不如人和。"总而言之，"人和"比天、地的"和"更加重要。

荀子认为"人和"是"富国"与"王霸"的重要条件，治国理政当中有王道和霸道，王道就是做思想工作，霸道就是用法律规范人的行为，一个是民主，一个是法治，法治就是霸道。王道和霸道的思想也体现在中医学的处方用药当中，这是因为在中国古代，治国理政与做人做事及养生的思想是一以贯之的。

《荀子·王霸》讲道："上不失天时，下不失地利，中得人和，而百事不废。是之谓政令行，风俗美。以守则固，以征则强，居则有名，动则有功"。这句话的意思就是说，只要天时地利人和，就能政令通畅，国家的各种政策就能够得到贯彻，国家能够风调雨顺，老百姓能够国泰民安。

《吕氏春秋》也是儒家的代表作之一，又名《吕览》，是吕不韦主编的。这本书实际上是集大成者，收集了儒、道、法、墨、兵、名、阴阳等诸家思想，故历来被归于杂家。吕氏认为"太一"是万物之源，"太一出两仪，两仪出阴阳。阴阳变化，一上一下,合而成章",具体体现为"**天地有始,天微以成,地塞以形。天地合和,生之大经也**"。说得形象点,"太一"就是整个宇宙苍穹,"两仪"就是天地,天地中,天为阳,地为阴,阴阳和合,万物化生。这既是哲学思想,也是一种世界观,就是解释世界是怎么形成的,万物是怎么形成的,生命是怎么形成的。"太一"是万物之源,但其化生万物的具体功能却是由天地阴阳的交感和合变化来承担的;万物生成之后,必须依靠阴阳雨露的滋润才能生长。这就是对"太一生两仪"的解读,它强调"天道为和,和了才能够衍生出万物"。

我把前面讲的思想归纳一下,即"和"是儒家的世界观和方法论,儒家把处理事物不偏不倚、无过及的态度,作为最高的道德标准以及处事的基本法则。"和"有两层意思,一是"和实生物",我不再重复了。《荀子》讲:"**万物各得其和以生,各得其养以成**"。二是"和而不同",即多样性的统一可以丰富、发展并生成新的东西,从而构成丰富多彩的大千世界。"和而不同"是人类理想的大智慧。我们的世界应该是同一个地球村,是属于太一宇宙苍穹之下的地球村,我们应该倡导"和而不同"。

五、《黄帝内经》中"和"的思想

中医药与中国传统文化是一脉相承的。中医药是中国传统文化的一个重要的组成部分,习近平主席讲:"中医药是打开中华文明宝库的钥匙"。有人说中国没有哲学,学的都是外国的哲学,这是不对的,所以我们振兴中华要从振兴文化开始。虽然你们不学中医学,但是你们可以了解中医学,我在这里也是宣传中医学。实际上,中医学跟传统文化是一脉相承的,如果否定中医学,就把整个传统文化都否定了。

《黄帝内经》出现了159次"和"字,"和"是中医学理论建构的一个重要的核心理念,或者说是核心价值观。"和"的本意是保持和恢复人体的自身调节机制。人体中有各种各样的物质,使阴阳、营卫、气血、津液、脏腑等系统功能协调而维持正常的生理活动,它们并不像机械一样组装在一起的,而是和谐地组合在一起的。一只手表是用小的零件组装在一起,它没有生命,但人是有生命的,各种各样的物质和谐地组合在一起才能产生生命的活力,这就是"和"。

通过了解中医学中的"和"思想,不但可以充分借鉴古人智慧以化解现代社会发展中由"二元对立"思想带来的人与自然、人与社会、人与自身的危机,而且可以深入理解中医学思维。你要了解中医学,首先要了解中医学文化,进一步了解中医学是怎么看病的，怎么来认识自然、人体生理及病理的，即了解中医学的思维方式，而思维方式事实上是来源于传统文化。因此，要把握中医学的真髓，提高中医学的实践水平，才能为破解现代医学面临的慢性非传染性疾病与新型传染性疾病的预防与治疗难题、矫正对抗治疗与过度治疗的弊端、纠正医患关系认识错位以及缓和医患矛盾等提供有益帮助。纠正当前中西医的隔阂，以及医患矛盾的种种问题，都可以用"和"的思想来解读。

西方医学在 1945 年提出了关于健康的定义，认为健康的标准包括 3 条：躯体没有疾病，精神正常，社会适应的完好状态。这个定义是全世界公认的。而《黄帝内经》对于健康是怎么认知的？《灵枢·本藏》中讲道："*是故血和则经脉流行，营复阴阳，筋骨劲强，关节清利矣*"。血是组成人体的一种重要物质，人体中的十分之七是液体，而这十分之七中有很大一部分是血。血在人体中不停地运行，"血和"则血液运行正常，身体就好。中医学讲气和血，气是一种看不见的、维持人体生命的基本物质。怎么来维持呢？气在人体中也是不停运行的。"气和"就是气运行和畅，"*卫气和则分肉解利，皮肤调柔，腠理致密矣*"。腠理就是汗孔，汗孔就相当于门，有开和合的功能，天热了就打开出汗，天冷了就关闭，这个闸门是谁管的呢？卫气管的。"*志意和则精神专直，魂魄不散，悔怒不起，五藏不受邪矣。寒温和则六腑化谷，风痹不作，经脉通利，肢节得安矣。此人之常平也*。""此人之常平也"，就是说只要具备了这几个条件，就是健康的人。

我归纳一下，健康的本质是和谐。哪些方面和谐呢？寒温和、气血和、志意和。

"寒温和"就是人与自然和谐；"志意和"就是心身和谐，生理和心理的和谐；"气血和"，我理解为人体内环境非常协调。季羡林先生曾经提出"和"的含义有三点："第一点是人与自然的和谐，第二点是人与人的和谐，第三点是心与身的和谐。"季羡林先生的看法与我们中医学讲的一样。总之，健康就是人与自然、生理与心理、气与血的一种和谐状态。健康是一种状态，它是不断变化的，存在于从生下来一直到生老病死这个过程，人体状态是不断变化的，可能从健康状态变成亚健康状态，到后来变成不健康状态，再到后来出现了疾病状态，最后死亡。在这个过程中，主要是人与自然、生理与心理、气与血这三方面发生了变化。

什么叫疾病呢？人体是一个大系统，各系统都有自己独特的功能。人体当有无数对立而又统一的矛盾，比如说阴与阳、气与血、脏与腑、表与里、水与火、升与降、动与静、呼与吸、生与克、胜与负等。最简单的例子就是呼与吸，吸进氧气，呼出二氧化碳，这是一对矛盾。对此，人体本身有自我调控系统，《黄帝内经》叫"*亢害承*

制",即一个方面偏亢了,另一个方面会来抑制。比如感冒发烧了,有的抵抗力好的人不一定要去医院,喝点姜汤、洗个澡睡一觉就好了,因为人体有一种"亢害承制"的功能,就是有一种调控能力。如果你喷嚏连连,这是一个信号,说明你受寒了,要生病了。但是生病不一定要去医院,因为人体有自我调控能力,喝点开水睡一觉第二天好了。不过,抵抗力差的人还是要看医生,这是因为他们的自我调控能力差。

西方医学认为疾病就是人体对环境刺激的反应,是生物体对异常刺激做出的异常反应的总和。细菌、病毒、物理因素、化学因素、各种各样的尘埃等都是致病因素,人体受到刺激后,会做出一种异常的反应,这就是疾病。如果你抵抗力好,你就能够"亢害承制",能自我调控好;但有的人就不行,非要看医生送急诊。因此,疾病是人体不健康的一种状态,是天人失和、心身失和、气血失和的状态。《黄帝内经》讲:"血气不和,百病乃变化而生。"这是很经典的概括。

《黄帝内经》说:"气相得则和,不相得则病。"中医学认为气在身体里不断运行,运行正常就是健康的,运行不正常那就要得病了。冯友兰先生是北京大学的哲学家,他写的《中国哲学史新编》中,就把《黄帝内经》当作一本哲学著作来解读,是因为其中的很多阐述是富有哲理的。

中医学的治疗方法很多,其中最经典、最原则的方法,那就是"和其不和"。疾病就是天与人、心与身、气与血的不和谐表现出来的症状和反应,所以治疗要针对种种不和谐。明代医学家张景岳说:"和方之剂,和其不和者也。凡病兼虚者,补而和之","和之为义广矣,亦犹土兼四气,其于补泻温凉之用,无所不及。务在调平元气,不失中和之为贵。"张景岳还说:"所谓调者,调其不调","凡气有不正"——不正之谓邪,中医学称为邪气,"皆赖调和,如邪气在表,散即调也"。受了风寒,打喷嚏、咳嗽、喉咙痛,这是邪在表,通过喝点姜汤或者服点发汗的药就可以发散解表,叫"散即调也"。"邪气在里,行即调也",如果邪在里面,就要把油腻的宿食泻出去。"实邪壅滞,泻即调也",昨天荤腥吃得太多,肚子里面胀胀的,今天早上肚子不饿了,这时"泻即调也",这样堵在肚子里面不消化的宿食很快就解决了。"虚羸困惫,补即调也",一个人虚得不得了,一点力气也没有,疲惫不堪,气阴两虚,"补即调也",吃一点补气养阴的药。

程钟龄在《医学心悟》中将"和"定为"医门八法"之一,总结治疗法则为:"有清而和者,有温而和者,有消而和者,有补而和者,有燥而和者,有润而和者,有兼表而和者,有兼攻而和者。和之义则一,而和之法变化无穷焉。"有各种各样的治疗方法,都可以用一个字来概括,那就是"和"。

六、养生中的"和"思想

养生方面实际上讲究的也是"和"的原则。健康有三条标准:天人和、心身和、气血和。养生维护的就是这三方面的和谐状态。狭义的养生,我理解是指没有病的时候对生命的保养、护养,通过这种保养、护养达到健康、益寿的目的。广义的养生包括生病时对疾病的治疗。

我对养生的理解有 5 个观点:

(1)养生其实是一种心态,心态决定健康的状态,这是很重要的。养生的目的是防治疾病的发生,实际上是体现了一种忧患意识。

(2)养生体现了对生命的珍爱。

(3)养生的原则就是维护天与人、心与身、气与血的和谐协调。

(4)养生的实质就是养成健康、科学的生活习惯。养生其实是养成一个好习惯,这个习惯是有利于天人和、心身和、气血和的。

(5)养生的最高境界是物我两忘、随任自然、心身自在、形神康泰。

七、"和"的文化价值和实践意义

中国的哲学智慧集中在一个"和"字上,它不仅是中华民族的基本精神和基本特质,也是中国哲学和中华文化的最高价值标准。"和"是一种价值观。古书上讲:"天地之美莫大于和","和"才是最美的。《道德经》讲:"圣人之道,为而不争""天之道,不争而善胜""夫唯不争,故天下莫能与之争",都体现了"和"的思想。按照中国哲学的理解,"争"只是矛盾的表层道理,"和"才是矛盾的深层本质。人类的智慧和出路在于把握大道,懂得调和矛盾。中华民族"和"的理念或和谐哲学的实践意义,在于能够化解和匡正人类面对的生存和发展这一基本矛盾所引发的各种危机,使其沿着体现"和而不同"的理性智慧的大道前进。

西方哲学家罗素说:"中国至高无上的伦理品质中的一些东西,现代世界极为需要。这些品质中,我认为和气是第一位的。""若能够被世界所采纳,地球上肯定会比现在有更多的欢乐和祥和。"

对于"和"思想的社会价值,我概括为如下几条。

（1）"和"的思想能促进人与自然的和谐。

（2）"和"的思想能促进个人身心的和谐。

（3）"和"的思想能改善人与人、人与社会的和谐。

（4）"和"的思想能够促进世界和平。

相得益彰

体质与气质

主讲人◎王庆其

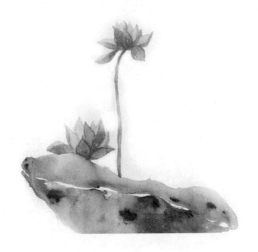

澄心
息虑

主讲人简介

　　王庆其，上海中医药大学终身教授、上海市名中医，享受国务院政府特殊津贴，全国名老中医学术经验传承导师，《辞海》中医学科主编等。培养博士、博士后、学术传承人40名。担任50余部学术著作的主编、副主编，从事中医内科临床（消化系统与心身疾病）及黄帝内经教学50余年。获上海中医药科技成果一等奖、中华中医药学会科技成果二等奖等。上海市教委中医心理名师工作室主持人。

一、选择"体质与气质"作为演讲主题的原因

在日常生活或临床中常发现，如果某个人受了寒，有的人会生病，有的人则不会生病。究其原因，大家可能会说，不生病的人是因为体质好，抵抗力强，所以不容易生病。这是一个很朴素的回答，说明体质的强弱跟发病与否有很大的关系。

作为医务人员，我们还发现另外一个现象，比如说做身体检查的时候，有的人拍 X 线胸片，被发现有钙化灶，医师说你得过肺结核，他说我从来没有得过肺结核。其实是这个人确实得过肺结核，但已经痊愈了，钙化灶就是肺结核痊愈留下的痕迹。而另外一些人得了肺结核后，会出现低烧、咳嗽带血丝的症状。在链霉素、利福平、异烟肼这些抗结核的药引进到中国之前，得了肺结核能被治愈的人很少。

同样是得了肺结核，某些人患病后，自己痊愈了还不知道，而另一部分人则可能变化为肺空洞，甚至危及生命，这说明了什么呢？这些现象的背后实质就是体质的问题。体质决定了发病的倾向性和发病的类型。发病的倾向性就像上面讲的那个受寒的例子，有的人发病，有的人不发病。发病的类型各种各样，像第二个肺结核例子所说，有的人发病很轻，没有任何感觉已经好了；有的人则比较典型，到后来发展为难治之症。再比如说非典（SARS），同样是感染了非典（SARS）的患者，有的人像得了感冒一样，吃一点中药两三天就好了；有的人则严重到呼吸衰竭，得用大量的激素，器官插管，最后还是死亡。

我们在生活中难免会碰到不尽如人意的事情，或者遇到天灾人祸，比如地震。有的人很不幸，家里亲人在地震中死亡了，但他自己侥幸没有死，结果他为家里人的死耿耿于怀，久而久之便得了抑郁症。还有的人，虽然家里也死了人，肯定也非常悲伤，但是一年或者两年以后，经过政府的帮助或者亲朋好友的关怀，他恢复得很好，重建家园，重新开始新的生活，没有得抑郁症。同样是经受了天灾人祸，为什么一个人得了抑郁症，而另外一个人却康复了？这就是心理气质不同。心理气质不同的人，对天灾人祸的承受能力以及对于来自生活中各种事件产生的效应是不一样的。

以上现象都表明：不管是发病的倾向性，还是发病的类型，都是体质在背后起了杠杆的作用。今天我们就体质问题进行讨论。

二、体质与气质的定义

1. 体质

到底什么叫体质？恐怕能回答得出来的人很少。我在医疗实践、生活实践中，发现体质与气质对于我们的心理健康和躯体健康的作用太重要了。

在中国古代医学文献中，有这样一些记载，有称其为"素禀""素体""禀质"，直到清代才真正出现"体质"这个词。因此，古代文献没有正儿八经地解释过体质和气质，下面我用现代语言，对体质的概念进行解读。

体质的概念在不同学科中有不同的解读。现代西方医学关于体质是这样界定的：**体质就是在遗传的基础上，在生长发育过程中逐渐形成的，形态结构、代谢功能方面相对稳定的特殊状态。**这是我校体质研究专家匡调元教授对这个概念的解释。这个解释回答了我们两个问题：

（1）体质是怎么形成的？前半句说**"体质就是在遗传的基础上"**，这是体质形成的第一个原因——"遗传"；第二个原因是**"在生长发育过程当中逐渐形成的"**，因此，体质的形成可用两个词概括，即"先天"和"后天"。

（2）体质包含哪些内容？体质包含"形态结构、代谢功能"两方面，也就是说，体质是一种状态，身体的状态表现在两个方面：一个是形态结构，比如说有人身高2米多，有人矮小，这叫体型，也属于体质，国外叫体型学，体型也是体质的一部分，一般人看上去差不多，其实是千差万别的。

体质专家说，正像世界上没有两片树叶完全相同一样，世界上每个人的体质也都不一样，哪怕是同卵双胞胎，体质也是不一样的。可能有些人觉得每片树叶都是一样的，其实并不一样。我曾经请教过植物生理研究专家。我问他植物有没有体质，他说不同的植物就有不同的体质。我后来一想，觉得他说得对。比如我们中药也是植物，四川的红花叫川红花，西藏的红花叫藏红花，都是红花，但一个长在四川，一个长在西藏，西藏的价格高，四川的价格低。为什么价格不一样呢？因为质量不一样，功效不一样。可见，凡是有生命的东西，不管植物还是动物，都有体质问题，不仅人类有体质问题，非人类的动物也有体质，每个人的体质都是不一样的。

"受精卵的特性，决定了该个体的一切性能和功能"，但**"与后天因素有密切关**

系,体质是机体遗传特征和获得性特征的合金"。遗传是先天的,获得性是后天的,先天和后天的综合,形成了体质。一个人生下来时,首先得到了父母先天的基因、信息和密码;出生以后,又受到个体的生存环境、气候、经济条件、教育、成长过程中得过什么病等因素的影响,形成了不一样的体质。因此,体质既跟父母遗传的密码信息有关,也与后天生长发育过程相关。

2. 气质

一般人搞不清到底什么是气质,那么什么是气质呢? 现代心理学认为,气质主要表现为心理活动的强度、速度、灵活性,是相对稳定的人格心理特征,与遗传有关,是在人的生理素质基础上,通过生活实践,在后天影响下所形成的。因此,和体质一样,气质也是在先天遗传的基础上,在后天生活环境中逐渐形成的,但气质表现为神态、意识、言行、风度等比较稳定的个体的心理特征,也可以称为特质或特征。即气质是一种状态,也是一种特质。从分子遗传学角度上讲,气质是高级神经活动类型在人行为方式方面的表现,高级神经活动类型是人体气质的生理基础,这是巴甫洛夫的高级神经活动学说告诉我们的。就是说,气质不是一个抽象的概念,而是有其物质基础的,这个物质基础就是高级神经活动类型。气质就是高级神经活动类型表现在心理特质方面的现象。

中医学文献记有气禀、禀性等,实际上讲的就是气质,因为古代没有"体质"和"气质"这两个词。

3. 体质和气质的异同

体质和气质有什么相同点和不同点? 它们的相同点都是先天、后天共同作用的结果;不同点在于,体质侧重于生理功能,因为体型结构和生理功能是偏重于生理功能的,而气质侧重于心理功能。气质在形成过程中,同样受先天遗传因素和后天环境因素的影响,但是与体质不同,后天的因素对气质形成更重要,因此气质的可塑性较大。体质的形成主要是由先天决定的,与后天的因素有关系但其次于先天。气质则更多取决于后天受的教育、生长的环境、接触的人群、家庭环境等。

三、中医学体质学说的特点

中医学有关体质和气质的记载是从《黄帝内经》开始的,《灵枢·阴阳二十五人》《灵枢·通天》等几篇里都谈到体质和气质的问题,尽管没有出现"体质"和"气质"这两个词。《黄帝内经》所包含的是"**形神合一**"的理念,这是受传统文化的影响。"形"是产生"神"的物质基础,"神"是"形"的功能的外在表现。因此,中医学强调形神合一,而西方医学过去则主张形神分开。这是中医学跟西方医学不一样的地方。《黄帝内经》中讲到体质与气质的时候,所描写行为表现既有体质的问题,又有气质的问题,是混在一起讲的。这并不是因为古人愚钝,而是受"形神合一"思想的影响。

我和王琦教授一起编写的《中医体质学》,就是根据这个原理来界定体质概念的。中医学关于体质概念的表述是这样的:体质是指在先天禀赋和后天获得的基础上,所形成的形态结构、生理功能及心理状态方面综合的相对稳定的特殊状态。

按照中医学关于体质的概念,体质表现在什么地方呢? 体质的具体表现是:①形态特征不一样。形态特征不仅表现在外表,如身高上,而且表现在内脏的结构上。每个人的心肝脾肺肾可能看上去一样,其实是不一样的,因为每个人的生理功能不一样。②生理心理特性和反应性不一样。比如弟兄两个人,一个人胃口特别好,长得很胖、很健硕;另外一个人从小胃口不好。都是同一父母所生,这是生理功能方面的差异。一个每天睡觉质量非常好,一个老是睡不着,爱琢磨,心思很重,这是心理特征不一样。反应性是指对外界刺激的反应。比如天气一冷,一个身体蛮好,从来不生病,另外一个马上打喷嚏、咳嗽,或者过敏、感冒、肺炎、哮喘,对外界刺激的反应性不一样。③对环境的适应能力不一样。环境包含自然环境和社会环境,比如外地人到上海来读书,自然环境变了,社会环境也变了。上海有特有的自然气候特点和人文与社会环境。那些在北方生活长大的人,到了上海,会觉得冬天很冷,而夏天又热得够呛。对于这些变化,有的人能够适应,而有的人则不能适应。能够适应的人对自然环境适应能力好;不能适应的人对自然环境的适应能力不好,这是天人不合。社会环境的不合体现在人与人的关系不融洽,外地人可能感觉上海人难以相处,不适应上海的社会环境,这是心理气质的表现。在上海生活五年十年以后可能就适应了,对上海的气候特点适应了,也习惯了上海偏甜的食物,对上海人的文化、上海人的作为、上海人的社会环境,也能融入进去了,这说明其体质和气质发生了改变,随着环境的改变而改变了。④对疾病的抵抗能力不一样。比如流行病来了,寒潮来了,非典(SARS)来了,禽流感来了,体质强的人不太容易生病,最多加一件衣服;而体质弱的人会发热、打喷嚏,有的变成肺炎,有的要住院,有的吊盐水,甚至危及生命。这是体质差异。上述 4 个方面就是体质的具体表现,具体来说,可以归纳为如下几个方面。

(1) 对某些致病因素的易感性。生活中我们经常听到,有的人说夏天热一点没事,冬天则受不了,老是哮喘、感冒等;还有的人说夏天热得够呛,冬天蛮适应的。热和寒,在中医学看来就是致病的因素,对每个人的易感性是不一样的。从西方医学的角度来讲,病毒是致病因素,比如非典(SARS)、禽流感、寨卡等病毒微生物。有的人感染了病毒也没事的,即使跟患者接触也不要紧;有的人就不行了,这是对致病因素易感性不同造成的。

(2)病理倾向性不一样。比如我前面提到的结核分枝杆菌感染的例子,有的人得了肺结核,但是没有感觉,没有症状,不用治疗,五年十年以后拍片子一看,已变成钙化灶了。有的人得了肺结核,就会咳嗽、低热、吐血,甚至出现肺空洞,这是发病的表现。一个不用治疗自己就好了,另外一个人则不治疗会死,说明相同的病对不同的人发病的病理倾向性不一样。

(3)疾病的过程及预后不一样。广东中医院收治过非典(SARS)患者,有的很快就好了,只是稍微吃了一点中药,没有花太多医药费;有的用大量的激素,虽然保住了性命,但肺纤维化了,肺功能受到损害,留下了后遗症;有的更不幸,危及生命。预后不一样。虽然医师治疗起到一定的作用,但是治疗效应是通过体质发挥出来的。对于那些死去的人,不能说医师没有尽力抢救。可为什么有的人被抢救活了,而有的人却死了呢? 这是因为,用药只是一个阶段,体质决定疾病的过程和预后。一位专家曾这样说过:"医生是治病不治命的",就是说医师能治病,但是如果患者体质不好,医师本事再大也没有办法。医师的治疗方案能否发挥作用还要看患者的体质能不能接纳。

总之,体质绝对不是抽象的概念,也不是简单的好与坏能概括得了的。

四、中医学对体质和气质的理解

《黄帝内经》及历代中医学文献中有对体质的详细描述,这是古人在实践当中发现的,他们在2 500多年前发现,体质形成跟先天因素有关。"人之始生,以母为基,以父为楯"。我们人怎么来的,是父母两精——中医叫阴精和阳精——相结合而来的,或者是男精女血相互结合的产物,形成了新的生命体——胚胎。中医学没有讲胚胎,但是已意识到,人就是父母两精相结合的产物。《灵枢·寿夭刚柔》记载:"人之生也,有刚有柔,有弱有强,有短有长,有阴有阳。"讲的就是体质问题,人生下来以后有刚有柔,刚柔反映心理气质,这是气质的概念;有弱有强是对外界的反应,是抵抗力问题;有短有长是形态结构问题;有阴有阳是分析事物的总纲。我们用今天的眼光看古人，虽然他们没有提出气质、体质这样的术语，但是讲得很清楚，心理气质、抵抗力、形态结构，实际上都谈到了。根据我们刚才对气质和体质的定义来反推，讲的就是这三大块。

1. 体质的先天因素

对于体质的先天因素，《黄帝内经》没有详细展开。现代分子遗传学已经表明，父母通过生殖细胞，把 DNA（脱氧核糖核酸）传给子女。有一定结构的 DNA 产生一定结构的蛋白质，蛋白质是我们生命的基本物质，比蛋白质更微小的结构就是核糖核酸。有一定结构的蛋白质便带来了一定的形态结构和生理特征。所以我们体质是怎么形成的？其物质基础就是蛋白质，也就是核糖核酸——DNA。

DNA 具有独特的双螺旋梯结构，而且还有独特的生物合成方式，即复制。DNA 在复制过程中，把所载负的遗传信息和密码，经过转录和转译，转移到 RNA 上，然后再由 RNA 控制各种蛋白质的合成。因为父母传给你的 DNA，和所携带的遗传信息和密码和别人的不一样，所以遗传给你的生理结构和生理功能不一样，你的体质也是不一样的。基因的作用是通过一系列复杂的生化过程，最后表现为特定的形状，这是体质的基础，也是遗传学基础。

为什么说世界上没有两片树叶是完全相同的，或者说世界上每个人的体质都是不一样的呢？因为 DNA 有 4 种核苷酸，在含有几百万对碱基的 DNA 分子中，可以出现无穷无尽的排列方式。世界上没有两种生物的 DNA 含有相同的碱基排列秩序，所以世界上没有两个人具有完全相同的遗传体质。根据马王堆出土的一根头发就能判断出墓里的是男人还是女人，是什么家族的。这就是通过 DNA 鉴定确定的。亲子鉴定实际上测的也是 DNA，虽然每个人的 DNA 不一样，但是同一个家族的人具有相似性。

体质的问题说到底是什么呢？我认为就是基因的问题，基因控制生命性状、生长、繁殖、生老病死，并把遗传信息遗传给下一代。一个人的生老病死、这一辈子身体怎么样、生长壮老衰的过程等，一出生就决定了。这就是我刚才讲的命题：体质更多受先天遗传因素的决定，后天因素很难改变先天因素的影响。因此，体质的问题就是西方医学讲到的基因问题，这也是我为什么要选择这个题目来讲的原因。体质的问题其实非常前沿也非常现实，其中很多奥秘还没有完全搞清楚。

2. 体质的后天因素

体质的后天因素是年龄，所谓年龄就涉及生长发育过程，《素问·上古天真论》

把人分为：生长发育期（女子 7～14 岁，男子 8～16 岁），肾气渐盛；壮盛期，肾气充盛稳定；衰老期，肾气渐衰。这就说明肾气的盛衰，是生、长、壮、老、衰过程的物质基础，所以为什么我们抗衰老都要吃补肾的药呢，就是这个意思。

历代帝王所找到的所谓长生不老的药其实都是补肾药。虽然世界上没有长生不老的药，但《黄帝内经》的这个理论，对中国人的影响很大。为什么冬虫夏草很贵，就因为它是补肾的，可以延缓衰老。虽然衰老是不可抗拒的，但是这个过程可以被延缓。《黄帝内经》告诉了我们这样一个理念，即肾气的盛衰决定了你后天体质的盛衰。先天的因素没有办法改变，但是后天因素则可以，冬虫夏草可以提高体质，符合中医的理念。

从年龄进一步推进到小儿和老年两端：

1）小儿体质

小儿的体质特点是什么呢？《幼科发挥》中提到，小儿"*肝常有余，脾常不足*"。我举一个例子，小孩子发烧至 39℃ 就要抽筋，因为小儿"肝常有余"，肝主风，一发烧，肝风内动，所以就要抽筋了，大人则很少抽筋，要到 42℃ 才会发生抽筋现象。有的孩子的神经系统发育不完善，如果体温达 38.5℃ 就要抽筋，这都是"肝常有余"的表现，是古人通过长期观察总结出来的。

"脾常不足"会怎么样呢？因为脾胃是帮助人消化营养物质的，所以小儿科看脾胃病的特别多。小儿很容易吃坏肚子，要么不肯吃，要么乱吃，这样很容易有脾胃病问题。但是小儿的消化病一看就好，不像成人脾胃病看起来比较难，因为小儿是纯阳之体，入院康复快。

《小儿药证直诀》中提到，"*小儿五脏六腑，成而未全，全而未壮*"。就是说小孩子五脏俱全，但是发育不够成熟，不够壮实，抵抗力比较差，脏腑柔弱，易虚易实，易寒易热。"易"指变化特别快，刚刚受凉，半小时以后就可能发烧到 38℃、39℃；或刚刚烧到 39℃、40℃，一会儿又可能会降到 36℃。因此，小孩疾病很容易变化。有的小孩，上午还在抢救，下午就嚷嚷要吃东西，病来得快，好得也快。这就是小儿体质"*脏腑柔弱，易虚易实，易寒易热*"。中医学十三科中，最难的就是小儿科。因为小儿科是哑科，只靠父母讲，小孩只知道哇哇哭。而年轻的父母可能要生过五六个才有经验，不然搞不懂小孩是肚子痛还是喉咙痛，是大便秘结还是发烧头疼。还有一个是小儿的病容易变化，比较难治疗。这些话的背后其实讲的就是体质问题，等到孩子十五六岁，神经系统各方面发育成熟、稳定了，其体质才达到相对稳定的状态。不稳定、多变化，是小儿体质的特点。

2）老人体质

老人体质的特点是"**肾常不足**"：40岁以后，阴气逐渐衰弱，肾中阴精亏虚。老人肾常不足，男子因此性功能减退，夜尿特别多，得前列腺炎。有的老太太容易患慢性膀胱炎，膀胱炎治好后，又易发生小便忍不住，一咳嗽就尿在裤子上的情况。因为肾主膀胱，肾司二便，表现为肾虚不能固摄，小便就忍不住了，严重者常有尿失禁。

老人"**肝常有余**"。老年人得高血压的比较多，肾虚肝旺，肝旺了就会眩晕。西医所说的脑动脉粥样硬化，我们中医叫肝阳上亢，血压升高了。老年人还容易发老年性原发性震颤、帕金森病，这也是"**肾常不足，肝常有余**"的表现。"肾常不足"表现为肾虚，"肝常有余"表现为眩晕，抽搐，震颤，步履蹒跚。

另外，"**老人多瘀**"。人体由气血所构成。为什么年轻的时候面色红润，走路很轻快，脑子反应很好，因为气血很旺盛；老了以后气血亏虚，血流速度慢了。衰老两个原因，一个是动脉粥样硬化；一个是组织供血不足，组织供血不足就说明功能开始衰退了。比如说：心的供血不足，表现为心肌缺血、胸闷、心慌、失眠、盗汗等；脑的供血不足，表现为头晕、眼花、记忆力减退、工作效率不是很高、听课思想不集中；肺的供血不足表现为气喘、脸色苍白、容易感冒、爬楼梯心跳很快。气血不通畅的表现为瘀血。心血管病和脑血管病是引发衰老和死亡的首要原因。衰老从血管开始，说明血管里边有瘀血了。西医讲里面有斑块，中医叫瘀血。有了斑块显然血管就不通畅了；血管不通畅组织供血不足，功能就会衰退，一步步衰老；供血越来越不足，最后堵住了血管，人就会猝死。这是老年体质的特点。

因此，老年人不仅要吃补肝肾的药，还要吃活血化瘀的药，因为"老人多瘀"。现在有的老人在医师指导下吃一点三七粉，用藏红花泡茶喝，防止血瘀，防止斑块，防止血管堵住。一旦心血管堵住，轻则心绞痛，重则心肌梗死。如果脑血管堵住，就会脑梗死，程度轻的还可能被抢救回来，但是后遗症可能是半身不遂；重的可能就醒不过来了，这是因为瘀阻程度不一样。

3. 体质的性别因素

女子17～27岁，男子18～28岁，是生长发育期。女孩子13～14岁来月经，男孩子到16～18岁有遗精，说明性功能成熟了，男女时间差1～2岁，女孩子发育得早，男孩子发育得慢，这是因为男女染色体差别决定了其体质的差异。

文献中关于体质的记载，比如《灵枢·五音五味》中提到，"**妇人之生，有余于气，不足于血**"。气有余，所以妇女很容易生气。朱丹溪讲气有余便是火，生气生到后来就发火了，我们中医学叫肝郁化火。因此，气血要平衡，有余容易生气，容易气滞。"有余于气、不足于血"主要表现在两个转折点：一个是生长发育期，一个是更年期。为什么不足于血呢？因为妇女经、带、胎、产都要损耗血，所以吃一点补血的药没错，这在《黄帝内经》是有依据的。只要需要，其实男人也可以吃阿胶的，男人也有血虚的，不过妇女血虚的多，这反映了一种体质倾向。

《妇科玉尺》中提到，"**女子以血为主，男子以精为主**"。后世也有"**女子以肝为先天，男子以肾为先天**"的说法。为什么呢？这就涉及中医学理论，即肝藏血、肾藏精。男人多为肾亏，男子要补肾，女子要补血。这一些事实的背后是体质问题。

女子以肝为先天。肝的功效是什么？肝是主疏泄，疏泄气机，同时肝是藏血的，气和血都与肝有关。所以妇女"以肝为先天"，妇女经、带、胎、产的毛病都会引起肝气郁结，气滞血瘀。

4. 体质的环境因素

生态学认为，生物体中所存在的全部化学物质都来自土壤、空气和水，由于不同地区之地壳中所含的化学成分不同，因此水质与植物成分也随之不同，动物与人的体质也不同。对于人的体质，来自先天的部分是父母给的，没有办法改变；后天是跟环境因素有关的。有句话说"一方水土养育一方人"。上海人吃上海土壤里长出来的植物，呼吸上海的空气，喝黄浦江的水长大。这土壤、空气、水里面都有一些独特的微量元素、矿物质以及其他物质，因此一方水土造就了一方人的体质。

为什么哈尔滨人、山东人又高又大，因为那边的水土养育了他们又高又大的人种，浙江人、广西人、上海人为什么比较矮小呢？因为生活的地理条件不一样，饮食习惯也不一样。

先天因素是父母给的，我们无可选择；而后天的因素在一定程度上影响了体质的演变。有的人说，我小时候老是生病，后来慢慢身体强壮了就不生病了，这说明体质不是一成不变的。个人的总体体质由父母决定，但是后天环境因素与你长多高、体质强弱是有关系的。现在我们条件好了，吃得很好，社会医疗条件很好，相对来说有利于好体质的形成。

五、气质和体质的分类

1. 西医对气质和体质的分类

西方的医学之父希波克拉底认为人由 4 种液体组成，不同的液体造成不同的气质，这里面有预测的成分。《黄帝内经》中的很多概念，既来自实践，也有来自猜

测。希波克拉底描写的气质的表现,就是我刚才说过的关于心理方面的特殊状态。这4种气质分别是:

(1) 胆汁质:果断、勇敢激昂、野心勃勃、暴躁易怒、傲慢主观。

(2) 多血质:敏捷、乐观、轻浮、易变。

(3) 黏液质:冷静、安闲、柔弱、能辨是非。

(4) 抑郁质:考虑多、怀疑重、乱想象、悲观失望、懦弱。

2. 中医学对气质和体质的分类

《中医体质学》把体质分为9种:

(1) 平和质(正常质):性格比较开朗随和,生理、心理、形态各方面都很正常,古代叫平和质,也叫正常质。

(2) 气虚质:表现为一个人老是没有力气,生活中很多见。有的人有吃有穿,睡觉也不错,但老是没有力气,好像一辈子都不太有力气,实际上是因为其气虚体质,可能先天不足,也可能是后天失养。气虚的人容易感冒,容易哮喘,容易患呼吸系统疾病;还容易自汗、盗汗,稍微动一动,就气喘吁吁出汗了。

(3) 阳虚质:很多女孩看病,没有什么不舒服,就是冬天特怕冷,手脚都是冷冷的。这有病吗? 没有病,阳虚质的人就是手脚冷,衣服穿得特别多,而且对寒的易感性强。天气稍微冷一点就要生病,但他们倒是不怕热的,夏天开空调,也会冷得受不了。还有一部分更年期的女同志,一会儿热一会儿冷,这也是阳虚体质。这种人感染肺炎时,体温往往不会升得很高,通常表现为中等发热,而且容易变成中毒性肺炎。一般肺炎的症状是高烧、咳嗽、咳痰、胸痛。但阳虚体质的人得了肺炎只稍微有一点咳嗽,体温 37.5℃,热发不出来,阳虚能量不足。

(4) 阴虚质:阴虚质的人老是手心发烫、口干舌燥,舌头老是红的,大便经常秘结,即使外面很冷,皮肤还是发烫。这种人比较容易得糖尿病,阴虚内热,人比较瘦。如朱丹溪所讲,"*瘦人多火*"。

(5) 痰湿质:朱丹溪讲,"*肥人多湿*"。痰湿质的人通常较胖,特别弱不禁风,一有风吹草动就感冒,一查血脂高、血压高、眼泡肿,代谢功能紊乱。具体表现为代谢综合征,肥胖,高血脂、高血压、高血糖,或者三高都在临界点。既叫 X 综合征,又叫代谢综合征,还叫胰岛素抵抗综合征。痰湿体质的人最容易得心脑血管病。

(6) 湿热质:这种体质的重要特点是舌苔老是黄腻,中药怎么化也化不掉,经常可能出现高脂血症,小便经常是黄的,大便秘结,食欲欠佳胸口闷,倦怠乏力。

(7) 血瘀质:这种人天生血液黏稠度比较高,血液流变学检查的几个血黏度指标偏高。身体检查要查血黏度(血液流变学)。血瘀体质的人往往血小板凝聚,血黏度高,很容易形成斑块,很容易得心脑血管病,很容易形成心肌梗死、脑梗死、组织供血不足等血管病。有些人的舌经常是暗紫的,舌下静脉怒胀、颜色青紫,这就是血瘀体质。四五十岁的人,如果条件好,可以查颈动脉 B 超、冠脉 CT、腹主动脉 B 超、下肢动静脉 B 超,看看有没有斑块。

(8)气郁质：相当于希波克拉底讲的抑郁质。这种体质的人很容易生气。问他睡眠如何,他说没事就睡得着,有事就睡不着。我问他有什么事,他说我也不知道,其实衣食无忧,但就是高兴不起来,老是很抑郁,多愁善感,凡事都向坏的方面想。这种人最容易得孤独症,再进一步发展变成焦虑症或孤独症焦虑症交替。

(9)特禀质：就是过敏体质。这样的人特别多,现在的孩子都是温室里的花草。过去父母生五六个孩子,扔来扔去什么事情没有,现在孩子一有风吹草动,就花粉过敏、香蕉过敏、油烟过敏,所以皮肤病、哮喘、慢性鼻炎、慢性咽炎特别多,莫名其妙的过敏现象特别多,有时候找不到过敏源,吃带鱼海鲜过敏、棉花毯灰尘过敏,对可吸入颗粒物(PM2.5)过敏等,好像什么东西都会引发过敏。

六、体质与健康

1. 体质与疾病的发生

体质强弱与发病密切相关。外界的致命因子能否侵入人体、个体是否发病,很大程度上取决于个体体质,抵抗力强的人不生病,弱的要生病。

2. 体质与发病的倾向性

由于个体体质的特异性,导致个体对某些致病因子有着易感性,或对某些疾病有着易罹性、倾向性。为什么这样讲呢？我举一个例子大家就明白了。比如说今天天气爆冷,有的人老是感冒;有的人一冷就患哮喘,这是呼吸系统的病;有的人一冷就拉肚子或者胃痛或者腹泻;还有的人一冷就关节痛,表现为风湿、类风湿的病。这就是发病的倾向性,这是由体质决定的。因此体质决定发病的倾向性和易感受性。

每个人都面临各种各样的、来自外界的刺激,按西医的讲法,概括起来就是微生物、物理、化学的致病因素,致病因素是无时无刻不在的。上天非常公平,社会环境、自然环境都要作用于人。这个人不是抽象的人,是具有一种体质倾向的人。某种特殊体质对某种致病因素具有易感受性,中医学术语叫作"同气相求"。刚才我讲了,有种人对感冒病毒特别敏感,对寒冷特别敏感,一冷就要感冒。有的人则对热特别不适应,夏天气温在 38℃就食欲欠佳,四肢乏力,大汗淋漓。其实没有什么病,就是这种体质对暑热不适应。

致病因素对人产生反应,西方医学对这个定义过,认为病就是对外界环境刺激的反应。外界环境刺激包括生物的、物理的、化学的,也包括中医讲的**风寒暑湿燥火、喜怒忧思悲惊恐**等,这种反应通过体质起作用,即致病因素作用于人的体质产生的反应,就表现为疾病。人有体质倾向,每个人都不一样,这个过程叫质化,就是从体质而化的变化过程。中医辨证主要辨两样,一是辨体质,一是辨临床的表现,这两个方面加起来就是中医讲的证。西医是讲病,讲综合征。不管证还是病或综合征,都是人或者体质对致病因素综合反应的结果,就表现为临床的种种症状。如果理解了这点,你就理解病是怎么形成的,为什么不同体质会出现不同的表现? 因为体质起到杠杆的作用。

3. 中医**"同病异治,异病同治"**背后的原理

"同病异治"的背后原理就是:病因相同,但因体质不同,而表现不同,因此同病异治。"异病同治"即病不一样,但治疗的原则一样,它的背后原理就是:虽然病因不同,但患者的体质相同,病证相同,因此异病同治。为什么同样是肺炎,你吃这个药好了,他吃这个药就是不好,甚至越来越严重呢? 这就是因为"病因相同,体质不同",所以结果和预后不一样的。

从治疗来讲,西医从病因上去治疗,中医学侧重于从体质上去调治,这就是西医和中医学不一样的地方。体质影响了病证的形成,体质制约了病证的传变和转归,疾病在每个人身上的过程,无时无刻不是体质在发挥作用。

西医一旦诊断为肺炎,治疗方案是一样的;诊断为非典,方案是一样的;诊断为恶性肿瘤,治癌方略也是一样的。而中医学不一样,因为每个人的体质不一样,疾病表现不一样,即使相同的疾病治疗方案也不一样。中医学**因人制宜**也好,**治病求本**也好,强调**"本于体质"**。

强调**"急则治其标,缓则治其本"**。从体质而言,**"急则治其症,缓则治其质"**。比如,一个急诊昏迷的患者,当然要想办法先抢救回来;一个高烧的患者,当然要先让他退烧;一个痛得不得了的患者,首先要让他不痛,这叫"治标"。等高烧退了,不痛了,就要"缓则治其本",这个"本"是扶正,即改善他的体质。比如一个患者来看头疼,首先要让他不疼,然后让他下次再来找你。那第二次来看什么呢? 要防止他再次头疼。那么医师要"扶正",扶正就是改善他的体质。一个生癌的患者,已经经过西医手术切除了病灶,又经过了放疗和化疗,已经基本稳定,再来看中医,就是扶

正,改善体质。第一是提高其免疫能力,防止复发和转移;第二是改善他的症状,提高生活的质量。这是中医学治疗的两个原则。

大量的中医学临床实践证明,体质不同,即使用的方法一样,对治疗的反应也不一样。因此中医学讲究辨证。西医讲起来是对药物顺应性,体质对药物适应怎么样,适应就有效果,不适应就没有效果,甚至会产生不良反应,出现肝脏损害。所以对于很多问题和现象,从体质角度一看,就都可以迎刃而解了。

4. 研究体质的意义

（1）中医体质学说的理念是形神合一,将人的结构与功能、体质与气质结合起来研究,这种从形神合一的整体角度加以研究的方法是全新视角,能够促进医学的发展。

（2）吴阶平院士讲过一句话："21世纪的医学就是个性化的治疗,个性化治疗的理论基础是体质学说,把握了体质学说就可以实现个性化治疗。"美国总统奥巴马提出精准医学,即通过分析人群的基因信息、环境因素和生活方式,了解疾病形成的机制,进而开发相应药物,实行个体化精准治疗。就是说,在治疗之前先查这个人的基因,他生病一定是因为基因出了毛病,特别是治不好的病,比如癌症、高血压、心血管病等,都是基因出了问题,精准治疗就是在了解基因的基础上,改变患者的基因。精准治疗就是基因治疗,前提是了解基因。中医学的原则是了解患者的体质,这两者一个细一个粗,看起来不一样,但基本原理是一样的。

体质学说强调因人而异,其实质就是中医学特色的精准治疗。

分居异僻

五态心身的辨识与调养

主讲人◎杨秋莉

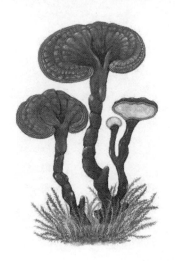

澄心
息虑

主讲人简介

　　杨秋莉,中国中医科学院研究员,研究生导师。1984年7月毕业于北京中医学院(现北京中医药大学)中医专业,从事中医心理学、人格、体质与心理健康、心身健康、养生保健等方面的科研、临床与教学等相关工作,我国第一个本土的人格测验"五态人格测验"和"五五体质检测"创建人之一。五态心身辨识系统是中医学心身整体辨识的标准化测量工具。

几千年的中国文化，包括《黄帝内经》等的系统记载，都为中医心理学奠定了坚实的基础。我们的工作就是通过建立标准化的心身测量，把中医的心和身、形与神有机结合在一起，体现中医"形与神俱"的具体内容，强调心身辨识对健康的重要意义。

中医学历来重视人格和体质的相关性，"形与神俱"就是中医学生命整体观的具体体现。一个人既有生理活动，也有心理活动，只有同时具备这两种活动且彼此和谐的人才是一个完整的、有生命的、健康的人。关于个体的人格、体质的分类，在《黄帝内经》里有基于阴阳学说分类的"五态人"，有基于五行学说分类的"五行人"等。人格和体质既包含先天遗传的成分，又受后天环境所影响，工作、生活以及教育等方方面面对我们的人格和体质的形成都有影响。心与身之间的和谐，才是心身健康的状态。

本文主要介绍"五态人格测验"和"五五体质检测"这两个标准化的测量工具。它们常用于个人的人格与体质特征的分类，是中医学的心身整体辨识。测量个人的心理状态可以使用"五态人格测验"，而测量人体的机体生理状态则应用"五五体质测量"。根据两个测量的辨识结果，结合中医学养身保健的理论和临床经验，建立了"五态心身辨识调心养身系统"，这个系统可以给予个性化的综合调养方案，包括心理、饮食、运动、音乐与理疗、药膳等方面的综合调养。当前，不论基于我国大健康战略的形势，还是根据国民需要，我认为针对每个人心身辨识的结果，结合我们的工作经验基础，给大家提供一个个体化的综合调养保健方案是非常有意义的。此外，这个测验不仅仅包括心身辨识和养生保健的测验结果，还可以作为临床心理疾病、心身疾病诊断以及评估的依据。

中医学"形与神俱"中的"形"是指我们的身体，既包括外在的体型，还包括内在的体质即机体的功能状态，即生理功能。我们的体质检测就是"测量工具"，测量我们的内在的非结构的生理功能。而"神"则指的我们的心理精神活动，具体表达我们的心理状态方面。**"形为神之宅，神为形之主"**，每个人的心理活动要依附其形体来产生；"神"主宰着生命活动，"形"为心理精神活动提供保障。意思是说心理活动主宰着我们躯体的生理活动，形体则是神依附与产生的基础。"形与神俱"是我们人体生命活动的高度概括。

1. 健康——构建和谐社会的永恒主题

人最宝贵的是生命,人生最大的财富是健康,健康是人类为社会奉献的基本条件,是一个民族强盛的重要前提,更是构建文明和谐社会的重要基础。1989 年联合国世界卫生组织提出了 21 世纪健康新概念:"**健康不仅是没有疾病,而且包括躯体健康、心理健康、社会适应良好和道德健康**"的四维健康观。对健康的认识,没有疾病只是健康的一个基本方面,主要是身心的正常状态,包括身体健康、心理健康和对社会、自然环境适应上的和谐。也就是说,人的身体、心理与社会、环境的适应能力均处于协调和平衡的状态,这就是新的健康的整体观念。

人的健康以体质为本,体质以"心、身"为本,其重要方面是人的个性、体质类型。中医学"天人相应""形与神俱"的整体观,"时-空-社会-心理-生物医学模式"的医学模式,较转变后的西方医学模式还高一层,一直指导着临床实践,中医学历来重视人体的整体性、统一性,强调人与自然、社会的关系,提倡摄生保健,"形"与"神"和谐则人健康无病。人格、体质的类型是人心身健康的体现,也是疾病发生的基础。一个人具有良好的人格特征及健康平和的体质类型,有一个良好的生活方式,那么就属于身心健康的正常状态,能够按照社会认可的行为道德来约束自己并支配自己的思维和行动,就属于完满的健康状态。

2. 医学模式与健康观

所有医学的工作,都是以医学模式为指导。在医学模式改变之后,人们对健康有了一个全面的认识。之前现代医学可能更强调的是生理躯体的疾病,以生物学模式为主。随着医学的发展,1979 年美国的恩格尔教授提出了一个新的医学模式"社会-心理-生物医学"模式,该模式更加关注社会因素和心理因素对健康的影响,是医学的发展。传统中医几千年来,注重"天人相应、形与神俱",不管是治病还是诊断,都注意到了一年四季的更迭和地理环境、社会环境及个体因素对人的影响,治疗注重因人、因地、因时制宜。在历代的医案和文献记载中,中医都强调人和大自然的关系以及大自然对人的影响。所以,在 2000 年我和我的老师薛崇成先生就提出了中医学的医学模式,即"时空-社会-心理-生物医学"模式。从这种模式中可以看到中医学包括的内容。西医的医学模式的发展不是随着医学的变化而改变,而是总结归纳现在医学的活动、发生的变化,完善、修正现在的医学模式。中医学的医学模式是具有前瞻性的,从《黄帝内经》时代开始,中医的医学模式就是"时-空-社会-心理-生物医学"模式。这个医学模式是完整的,是非常有意义的、是先进的，是前瞻性的。它重视社会因素、自然因素和个体心理因素对健康产生的影响。中医学的这种理念，不管是与西医还是其他国家的传统医学相比，都具有优势。

3. 对健康的认识

当今社会疾病谱发生变化，慢病和心身疾病逐渐增多，心理疾病也日益凸显。心理因素对于健康影响非常重要。过去医学界一直认为身体、心理、社会功能的完满状态是健康的整体表现。1989 年，世界卫生组织又提出了四维的健康观，除了心理、躯体和社会的一个完满状态之外，还提到一个道德健康。所以对我们医生来说，关心患者健康的同时，必须要关注他的心理健康，要看他是不是达到了社会伦理道德能够接受的全面健康的状态。

如何认识健康？认识、评估健康的状态，要对心、身进行整体的评估。每个人在心理方面需要精力充沛、处事乐观、态度积极，能够解决问题，能够面对当下的情况，能够有应变的能力，具有适应社会、适应环境的能力等。心理健康是一个稳定的、完整的自我评价体系和社会评价体系。在世界卫生组织给的健康的标准当中不仅提出要对感冒和一般的传染病有抵抗力，还强调了体重适当、体态均匀、睡眠良好、肢体活动协调、头发光泽、眼睛明亮等身体健康状态的整体重要性，所以健康标准是具有心身整体意义的。

4. 中医学对健康的认识

中医学几千年来对健康的认识，虽然没有明确定义，但"天人相应、形与神俱、阴阳平和"可以说是健康的整体概括，而它的内涵非常宽泛。中医认为，生命最基本的动力和物质是气和血，这是每个人内在的维系生命的保障。所以体内气与血的协调运转，是我们保持健康状态最基本的保证。只有这样，我们的心身才能保持一个相对平衡、健康的状态，心理活动的魂、魄、意、志、思、虑、智和生理的新陈代谢功能才能实现，生命活动的心理、躯体活动才得以保持正常。所以只有气和血的和谐，才能实现每个人的心身和谐，个体才能达到与大自然相适应的健康状态。这是我 10 年前提出的中医学的健康观，就是"气血和"、"身心和"与"天人和"（如图 6 - 1 示），这篇文章 2011 年 2 月发表在《中国中医基础医学杂志》上。这个观点和世界卫生组织的健康定义是一致的，而我们中医把人与大自然的关系也包括在里面，其内容更加丰富，范围更加广阔。

5. 影响健康的因素

基于中医学对疾病病因的认识，可把影响健康的因素分为三个因素：内因、外

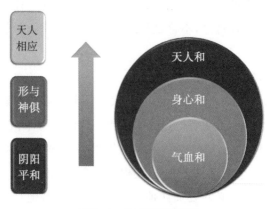

图6-1 中医学的健康观

因、不内外因。

(1) 内因：个体的人格特征和体质状态(不同的体质类型)。

(2) 外因：个体所处的自然环境和社会环境。自然环境其实就是大自然的变化,空气、水、土壤、地利环境等。而社会环境就是我们每个人生存、工作的环境,包括周围的人际关系、医疗体制等。

(3) 不内外因：生活方式。其内容相当宽泛,包括每个人的衣、食、住、行,工作,消遣娱乐,社会交往,待人接物等,这些都是生活方式的内容。价值观、道德观、审美观等与我们的人格特征息息相关,人格特征会影响我们的生活方式。临床上很多疾病(包括肿瘤等)都是生活方式不良导致的。生活方式既受我们人格特征的影响,又因为我们当下的工作和生活状况不同而受影响。影响生活方式的因素太多,这些都会对我们的心身健康产生影响,现在很多的慢病都属于生活方式病。

众所周知,外因通过内因起作用。任何影响健康的外因对身体产生影响,都要通过内因起作用。

为什么有人开朗外向,有人谨慎内向？有人热情,有人自私？同样的压力有人焦虑、紧张、抑郁,而有的人却坦然处之？为什么同样是人参、鹿茸,有人吃了面色红润、精神饱满,有人吃了却烦躁、失眠？为什么天气变化有人感冒有人不感冒,而感冒的症状也有不同？这些都与个体的人格特征和体质类型密切相关。

如果一个人是阳虚、气虚的体质,抵抗力弱,天气的变化对他就会有影响。如果他注重自己的身体,随时增减衣服,注意饮食的合理,劳逸结合,注重调理生活方式,那么可能这个外在的风寒对他的健康就不会产生影响。如果他不知道自己是阳气虚的体质，又不顾忌外界天气的变化，那么他可能就会因为天气的变化而感冒，或出现其他的疾病。所以，天气变化的外因要通过个体的内因起作用。一个具有良好人格特征和心理状态的人，往往能够积极面对问题、压力和灾难，能够很好地处理和周围的关系，适应社会环境，调整压力，这对于预防心理疾病和心身疾病的发生至关重要。

一个人除具有一个良好的人格特征之外，还要有一个良好的体质类型，有一个良好的机体功能的状态，这也是健康的重要因素。如果自己有一个比较好的状态，但不注意生活方式，不注意压力的释放，不劳逸结合，生活方式不良，久而久之，就会阴阳失衡。失衡不明显时，自己相对健康的身体状态会转为亚健康的状态，失衡严重时就发生疾病。"治未病"的理念，一方面是维护健康、促进健康；另一方面是当出现亚健康状态的时候，要尽早地矫正过来，通过饮食、运动及适当的药物，让自己回归到阴阳平衡的状态。这些状态都可以通过测量去评估。所以，了解自己的人格特征和体质类型，从而拥有一个好的人格特征和体质类型，对于心身健康非常重要。

在当今社会，亚健康状态的人群占到了整个人群的70%左右，疾病人群为25%左右，而相对健康人群只有5%。这是世界卫生组织给的一个数据，可见大部分人都处于亚健康状态。亚健康人群当中就存在体质的偏颇或人格的不健全。而在疾病人群里面，70%左右是心身疾病，是由于社会心理因素给身体带来的影响，所以心理因素非常重要。在心身疾病当中，生活方式病又占到了很大一部分，比如高血压、冠心病、肿瘤、肥胖、脑血管病、心脑血管病等，都属于生活方式病，所以良好的生活方式尤为重要。

人格类型和体质类型是影响健康的内在因素，生活方式是不内外因。遗传因素是父母给我们的，是不能改变的。但是在遗传的基础上，我们可以通过后天的生活方式，养成良好的生活习惯，来改善修正自己的体质状态，健全自己的人格特征，这是有可能的。人格和体质是相对稳定的状态，但也会随着时间的变化发生改变。要维护好健康，了解自己是一个什么样的人格特征、是什么样的体质类型，有针对性地去调养自己的心身，这对健康具有积极的作用，是非常重要的。

6. 对自己人格特征和体质类型的认识

我们怎么去认识自己？可以通过量表测量这种方式来了解。在人体疾病状态下，临床上可以通过B超、X线、CT或核磁共振等进行相关的检查。但是对于亚健康状态，包括抑郁、焦虑、紧张这些问题，都是功能的失调，用这些检查设备是查不出来的,还得通过量表的评估来使我们掌握客观数据。不同的人,拥有不同的人格特征及不同的体质类型,从而形成具有自己特点的个体。

在现代心理学当中,人格量表很多,包括艾森克人格问卷(EPQ)、明尼苏达多项人格测验(MMPI)、卡特尔16种人格因素问卷(16PF)等。我们基于中医《黄帝内经·通天篇》对于"五态人"的记载,应用现代心理学的测量方法完成了中国第一个本土人格测量——"五态人格测验",经标准化工作建立了全国和地区等不同维度的常模。在临床上,对于心理健康状态的评估,抑郁、焦虑等有不同对应的评估量表,可以用来帮助我们了解相关的疾病。

7. 中医学心理诊断和评估方法

(1) 望闻问切。中医心理学在诊断和评估方面,讲"望闻问切"。当患者走进诊室,医生先是通过望诊,对患者有一个了解,包括他的神态、目光、肤色、姿势、社交的行为方式等。"闻"就是听声音、闻气味,听他的声音是低微的还是高亢。问诊可以通过我们制订的人格、体质测验(自陈述)了解患者的人格、体质状况。切诊除了诊脉还需要检查身体其他方面的情况。医生通过"望、闻、问、切"对疾病进行全面了解和辨别,四诊合参非常有意义。在心理诊断当中,借用现代心理学的评估测量,也是必需的。通过间接的手段去了解患者的心理状态、人格特征,这是必须要应用的一种技术。

(2) 视五态论治。针灸穴位时,在经脉循行路线上出现的一些特殊感觉传导现象叫"循经感传",而循经感传明显的人属于偏阳的体质。《黄帝内经》讲**"古之善用针艾者,视人五态,乃治之"**,就是说古代擅于用针灸来治疗患者的医生已注意到人的气质与治疗疗效间的密切关系。治疗时必先了解患者的气质类型,然后确定治疗措施。它是将精神因素与躯体因素在治疗中结合考虑而不偏废的具体体现,主要根据患者人格体质特点(即五态人)来治疗。用现代医学理解,即应用不同针灸手法与神经类型、气质类型的关系来治疗,以提高疗效。所以"视五态论治"就要了解患者的人格特征,然后根据他的这些具体情况来制订临床综合方案。

(3) 临病问便。这是《黄帝内经·师传》里面的一句话——**"入国问俗,入家问讳,上堂问礼,临患者,问所便。"**此处所指的"便"是指患者的习惯。我们医生在看患者的时候,要问患者的一些习惯,不仅体现了医生对患者的关怀,而且患者的生活习惯、家庭背景、个人嗜好、社会地位等都和临床有密切联系,所以在看患者的时候,要顺其所治。这是基于《黄帝内经》的诊疗原则,让我们了解患者,知道患者需要什么,再去思考怎么去解决他的问题。

（4）从容人事。应用"人事"于治疗对心身疾病更为重要，其内涵包括患者过去与当前的社会处境、人事关系等。心、身相互影响，故对心身疾病的治疗也很重要。《素问·气交变大论》谓："*上知天文，下知地理，中知人事，可以久长。位天者，天文也；位地者，地理也；通于人气之变化者，人事也*"，这是讲要了解患者身处的环境。比如有些人之前可能很富有，后来破产了，这样的一些事例，我们生活当中也是有的。所以生活给来访者或患者带来了一些影响，我们当医生的也要去了解。除了看他的身体疾病之外，也要了解这些内容。在《黄帝内经》里面的这些诊疗原则，虽然我们只提炼出来了一部分，但是能够看出那时候中医关注人的时候，是将心和身一同关注的。

以上。我们总结《黄帝内经》中对心身疾病的治疗原则为"视五态论治""临病问便""从容人事"，重视人格特征与体质类型、自然与社会环境等的不同，要因人、因地、因时异治，对临床预防与治疗的重要影响，对于心理疾病和心身疾病的治疗在临床实践中更应遵循与发扬，这篇文章发表在《中国中医基础医学杂志》（2010年1月第16卷第1期）。

（5）司外揣内。这也是我们中医学的一个理念，即通过看外在的现象来了解内在的本质。这个"外"就是说它表现于外的一些症候。表现在内的是我们的一些心理活动，表现在外的就是心理活动的外在反映。我们通过外在一些言谈举止、行为的方式，来看患者内在的一些心理活动。这也是"见微知著"，通过细小的内容，来推测整体的、全面的一些内容。

（6）以常衡变。就是说用经常的东西来考虑突然不正常的一些内容，在认识正常的一个范围里，发现太过和不及。情绪的七情内伤，太过和不及都不是正常范围。每个人的人格特征不一样，所以对事物反应的强度、速度，包括行为的夸张与否，都是有个体差异的，跟人格特征有关系。一些人是急性的，行为反应速度比较快，容易过激；而另外一些人偏阴柔，他的反应就会不一样。如果用观察这个人的方式来观察另外一个人，就是不对的。所以以常衡变的时候，我们要看到个体化，要把他的常态和他异常情况进行比较。

（7）问卷法。应用自编问卷或标准化量表进行临床评估的一类方法。我们制订的"五态人格测验"和"五五体质检测"，就是使用的调查问卷的方法。通过调查有代表性的内容，来评估患者和来访者的确切情况，这是心理诊断常用的一种方法。

基于我个人的观点，"形与神俱"可能比"形神合一"更能恰当地表达一个人的状态。合一的时候,心和身与大自然融为一体,是形容一个人健康的一个状态。所以在看患者的时候,要看到心,看到身,看到心理活动和生理活动,以及它们之间的互相影响,看到哪个是病的因,哪个是病的果,然后它们之间的互相影响。所以在我们临床当中,一定要观察患者心身的状态。

在中医学的个体化诊疗系统当中,刚才说了"四诊合参",我们这里要突出的是心身辨识,另外强调的是因人、因地、因时、因病制宜,这就是体现了我们中医的医学模式。中医还有一种观点,就是"同病异治",强调个体化差异。和现代化的一些诊疗体系相比较,我觉得中医诊疗系统是非常全面的,把人看成是一个有心理活动、生理活动的人,而不是单单去看人的病,而更是要关注病的人,心身整体,也体现出临床的人文关怀。

8. 中医学对于人格、体质的认识

中医的经典著作《黄帝内经》中有67%的篇章论及精神医学和医学心理学,对于人格和体质的记载最早是在《黄帝内经》的《通天篇》与《阴阳二十五人篇》中所论的"五态人"和"五形人"。它们对人的性格,体质和体形等的特征,分类与相互间的关系,季节与发病关系,临床使用价值等,都有详细的描述。对现代心理学所涉及的人格、体质、体型的基本内容,均有所论述,对"魂""魄""意""思""虑""智""情""志"等均给予定义。中医学强调"形与神俱"及"心身合一",因而心身相关的思想始终贯穿在病因、病机、诊断、治疗、养生等各个方面,对个性与体质和其相互关系的论述也自成体系。

1) 五态人

《通天篇》中基于阴阳含量的不同,把人分为五类——太阴、少阴、太阳、少阳及阴阳和平。其中"阴阳和平"指阴阳相对比较均衡的一类人,"太阳"和"少阳"都是多阳而少阴,"少阴"跟"太阴"是多阴而少阳。《阴阳二十五人篇》里面,基于木、火、土、金、水五性,把人又分五类,每一类又细化为五类,称为"二十五人"。

"凡五人者,其态不同"就是说这五类人的表现、形态各不相同,称为"五态人"。"五态人"基于阴阳含量之多少而把人分为五型,即:太阳人,少阳人,阴阳和平人,少阴人,太阴人。太阳人阳最多,阴最少,太阴人与之相反,其他三型依序居中。他们的个性表现,如认知的快慢、意志的强弱、性格的刚柔、情绪体验的急缓、行为的内外倾向、行动速度、动作隐现、表现形式、身体内部结构的功能状态等,都以阴阳量为基础,阳多者强而显,阴多则相反。于此,阳实际上为兴奋,阴为抑制。在临床治疗当中,要依据不同的态(人格、体质特征),采用不同的治疗方法,即个体化治疗,从这方面来看中医的治疗方式也是非常先进的。

（1）太阴之人。对于太阴之人,《黄帝内经》的原文是:"*贪而不仁,下齐湛湛,好内而恶出,心和而不发,不务于时,动而后之,此太阴之人也*"。"贪而不仁"就是说这一类人比较贪心、非常自私。社会当中就是有这样一类人,这种人喜欢获得,不愿意付出。"好内而恶出"指表面上看不出来,心思非常缜密、非常内向的行为;"不务于时"是指不会做那种追逐时尚、潮流的事情;"动而后之"是指的是总看别人行动完之后才去做,不会冲锋陷阵,不会主动创新,不带头做事情等行为。太阴的人个性内向、考虑问题深刻,自私、自我、敏感、多疑,很多事情见利就上,没有利的时候可能就会退到后面。这一类人属于太阴特征的人。

（2）少阴之人。对于少阴之人,《黄帝内经》这样写道:"*小贪而贼心,见人有亡,常若有得,好伤好害,见人有荣,乃反愠怒,心疾而无恩*"。这一类人小贪、有心思,并且非常有想法。另外,"见人有亡,常若有得"就是说有点幸灾乐祸;"好伤好害"指的是别人好就会嫉妒,也不会去感恩。

（3）太阳之人。对于太阳之人,《黄帝内经》这样写道:"*居处于于,好言大事,无能而虚说,志发于四野,举措不顾是非,为事如常自用,事虽败,而常无悔*"。"好言大事"指这一类人总是慷慨激昂地说大话;"无能而虚说"指会夸大事实;"志发于四野"表现为他有志向;"举措不顾是非"指做事情不顾是非;"为事如常自用"就是非常自我,非常坚持自己的观点;"事虽败,而常无悔"指做事情虽然失败了也不去后悔,自己觉得对就行。

（4）少阳之人。对于少阳之人,《黄帝内经》这样写道:"*諟谛,好自贵,有小小官,则自高自宜,好为外交,而不肉附……其状立则好仰,行则好摇,其两臂两肘,则常出于背*"。凡属少阳气质的人,常常在做事之前精心审度,以忌草率马虎,但又沾沾自喜,妄自尊大;稍有地位,就过高地自我;喜于交际,而不善安守内务;观其形态,站立时往往倾项仰首,行走时习惯摆动身躯,素日间常反操其手于背后,喜欢把两臂肘裸露于外。

（5）阴阳和平之人。对于阴阳和平之人,《黄帝内经》这样写道:"*居处安静,无为惧惧,无为欣欣,婉然从物,或与不争,与时变化,尊则谦谦,谭而不治,是谓至治……其状委委然、随随然、顺顺然、愉愉然、旋旋然、豆豆然、众人皆曰君子*"。就是指这类人表现得非常雍容华贵,喜怒不形于色,不因事物而或悲或喜,非常平和,调节能力非常强,所以是相对平和的状态。

《黄帝内经》里面对五态人的举止、神态和神情都描述得很详细。太阴之人多阴而无阳,少阴之人是多阴而少阳,这里可看到阴阳的含量差异。就是说太阴之人是阳的含量最低,少阴之人就是阳的含量比太阴要多一点,阴的含量比太阴要少一点。太阳之人是多阳而少阴,少阳之人也是多阳而少阴,阳比太阳少阴比太阳多;太阴之人是多阴少阳,少阴之人也是多阴少阳,少阴的阳比太阴多而阴比太阴少,这些都是阴阳量不同的差异。

2)"五行人"

"五行人"是基于五行学说而将人分为木、火、土、金、水五型。对于五行人,《黄帝内经》里面也有详细的记载,并从人的整体外在体形的观察联系到个性,如相貌、肤色、身躯的高矮、肥瘦、健壮、面形方圆、头颅大小、肩背宽窄、四肢长短、手足大小、走路姿态、对自然环境如地区东西南北、时间春夏秋冬的适应性等联系到五行。

(1) 木形人。《黄帝内经》里面记载道:*"比于上角,似于苍帝"*,就是说他的声音是"宫商角徵羽"五音中的上角,是角音,长的样子像苍帝;*"其为人苍色,小头,长面,大肩背,直身,小手足,好有才"*指这类人从他的面色、说话的声音,以及他头部的大小、走路的姿势来看,这类人很有才,可能是比较聪明有智慧的;*"劳心,少力,多忧劳于事"*就是说这一类人脑力劳动多,因为他点子多、聪明,想的事情比较多,多思虑,易操心。这类人*"能春夏不能秋冬,感而病生。足厥阴,佗佗然"*,这里强调了人和大自然的关系,这类人在春夏比较好,秋冬的时候就容易生病。

(2) 火形人。《黄帝内经》里面记载道:*"比于上征,似于赤帝"*,就是火形人的脸色是偏红色的;*"髀股小手足,行安地疾心"*是走路的一个姿势,头长的形状,还有心思比较快脊背宽广,颜面瘦小,头小,肩背髀腹各部的发育均匀美好,手足小,步履稳健,心性急躁;*"行摇肩背肉满"*指走路的时候晃着身子,肌肉比较厚实等。这类人不看重钱财,但诚信度不够高,很多事情看得很清楚,所以这类人*"急心,不寿、暴死"*,容易猝死。*"春夏不能秋冬,秋冬感而病生"*就是说到天冷的时候容易生病。

(3) 土形人。*"土形之人,比于上宫,似于上古黄帝,其为人黄色,圆面,大头,美肩背,大腹,美股胫,小手足,多肉,上下相称,行安地,举足浮,安心,好利人,不喜权势,善附人也,能秋冬不能春夏,春夏感而病生,足太阴敦敦然。"*这类人皮肤呈现黄色,面圆,头大,肩背部发育匀称美好,腹大,下肢股胫修长健美,手足小,肌肉丰满,全身上下都很匀称,步履稳健而行走时脚步落地也很轻,人也安静,做事慎重,乐意帮助别人,不喜欢权势,善于团结人。能耐受秋冬的寒凉而不能耐受春夏的温热,在春夏季节易感邪生病。

(4) 金形人。*"金形之人,比于上商,似于白帝,其为人白色,方面,小头,小肩*

背、小腹、小手足、如骨发踵外、骨轻、身清廉、急心、静悍、善为吏、能秋冬不能春夏、春夏感而病生、手太阴敦敦然。"这样的人，皮肤呈白色，面部呈方形，头小，肩背瘦小，腹小，手足小，足跟坚硬，行动轻快，禀性廉洁，情性急躁，静则安，动则悍猛，适合于做官吏。能耐受秋冬的寒凉，不能耐受春夏的温热，在春夏季节易感邪生病。

（5）水形人。"水形之人，比于上羽，似于黑帝，其为人黑色，面不平，大头，廉颐，小肩，大腹，动手足，发行摇身，下尻长，背延延然，不敬畏，善欺绐人，戮死，能秋冬不能春夏，春夏感而病生，足少阴汗汗然。"这类人皮肤呈现黑色，面不平，头大，颊部较宽广，肩部瘦小，腹大，手足好动，行走时身体摇晃，尻尾部较长，脊背部也较长，对人不敬重也不会惧怕，善于欺骗别人，容易被人戮杀。能耐受秋冬的寒凉，不能耐受春夏的温热，在春夏季节易感邪生病。

《黄帝内经》对"五行人"里记载得非常详细且系统。"五形人"与德国学者克瑞其麦（Krestchmer 1888—1964）的"人体构造与性格的关系"所作之分型近似。克氏就人之高矮、胖瘦、五官位置、形状、皮色、须发分布及姿势等的不同而分人为为瘦长、肥满、强壮、形态异常与混合等类型，相当于五形人的木、土、火、水、金各型。性格之描述亦相似。克氏的观察发表于 1921 年，比《黄帝内经》晚了两千年。

3）"五态人"的人格特征

（1）太阴之人：比较谦虚、内怀疑虑、思虑多、悲观失望、胆小懦弱、看别人动才去动、不会带头。另外太阴之人阴柔寡断、不轻易相信别人、内省孤独、不喜欢兴奋的事情、不合时尚、保守、自私等。

（2）少阴之人：沉着冷静、心有深思而不外露、善辨是非、能够自制、自律非常强、有嫉妒心，另外做事情阴柔，不会轻易去做，不是雷厉风行的那一类。不乱说话、不轻举妄动、比较谨慎、稳健踏实，持久力、耐久性非常强等。

（3）太阳之人：勇敢刚毅、有进取心、敢于坚持自己的观点、敢于提意见、不怕受打击、比较傲慢、比较冲动、情绪比较容易激动等。

（4）少阳之人：敏捷乐观、好社交、开朗、轻浮易变、不易坚持、机智、动作多、随和、做事情漫不经心、想问题不是很深刻、喜欢谈笑、不愿静而愿动、喜欢文艺活动等。

（5）阴阳和平之人：态度是非常从容，有尊严而又谦虚，非常端庄，不具有喜怒。另外，无私无畏、不患得患失、不沾沾自喜、不忘乎所以，能够按照事情的发展规律去调整自己的状态，具有高度的平衡能力等。

4）五态人与五行人的心理特征定位

我们根据现代心理学进展,结合对《黄帝内经》的理解,把"五态人"定位为内在的心理特征,包括情绪体验的急缓、认知过程的快慢、意志的强弱、思维风格和行为方式等方面的表现,因此"五态人"更适合做人格测量。

"五形人"是表现为外在的相貌、人的肤色以及体型等。体型包括脸色、头的大小、肩背的宽窄、四肢的长短等,行为走路的姿势,以及他对自然界的适应性。中医学认为"天人相应",认为地域——东西南北(地域不同,风俗习惯不同,生活习惯不同,影响人的个性发展)、时间——春夏秋冬与人个体的形成与发病倾向均有关,偏于阳性的可能多躁狂,偏于阴性的多抑郁,这在《黄帝内经》里面都有非常详细的记载。

5）五态人的代表性人物

(1)太阴之人——林黛玉。林黛玉是典型的太阴之人,她思维非常深刻,想东西想得非常细,非常敏感,且多愁善感。这一类人,很容易出现心理问题和躯体问题,是易感心理疾病和心身疾病的一类人群。

(2)少阴之人——沙僧。沙僧在唐僧取经的路上,任劳任怨地挑着担子、跟着师父,师父指向哪里他就走向哪里,没有任何怨言,是典型的少阴之人。少阴之人计划性非常强,非常负责任,非常坚持,非常认真,非常循规蹈矩。

(3)少阳之人——猪八戒,这也是小说人物。在唐僧取经路上活蹦乱跳的,不易坚持,哪有好事往哪跑,喜动恶静。他的表情非常丰富,对新的事物充满好奇。但是他不会想那么多,跟思想深刻的林黛玉是截然相反的。他可能只是看看而已,不会想深度隐藏的内涵,轻率易变、机智灵活。

(4)太阳之人——李逵,这也是小说人物,他能坚持自己的观点,主观傲慢,争强好胜,敢于顶撞,动作迅速,有自己的思维特征和行为风格。

(5)阴阳平和和平之人——诸葛亮。他态度从容、情绪稳定、成熟练达,是一个个性非常平和的阴阳平衡之人。

每个人都具备太阳、少阳、太阴、少阴、阴阳和平这五类特质,但是以一类特质较为突出。

应用自编问卷或标准化量表进行临床评估的一类方法。我们制订的"五态人格测验"和"五五体质检测"就是使用调查问卷的方法。通过调查有代表性的内容,来评估患者和来访者的确切情况,这是心理诊断常用的一种方法。

9. 五态人格测验表的建立

五态人格测验表(1988年制订,2008年修订)由中国中医科学院薛崇成和笔者编制。测验以中医阴阳理论为基础，参考《黄帝内经》中有关"五态人"的人格分类方法，借助现代心理学计量与统计方法，按国际同类测验经标准化工作制订完成，是我国第一个自主编制的本土人格测量工具，建立了全国总体、性别、年龄阶段、教育程度和职业类别、不同地区等常模，具有较高的信效度，得到国内外学者的广泛认可，在临床、科研及社会各个领域广泛应用。

该量表包含 6 个分量表，共 103 项测试题，其中掩饰量表 8 题，用来进行可信度的测定，另有太阳分量表 20 题，少阳分量表 22 题，少阴分量表 21 题，阴阳和平分量表 10 题。所有题目均以"是"为得分，每题记 1 分，答"否"者记 0 分。最后统计各分量表的总分。若掩饰量表分数小于 5 分，则考虑其答卷诚实度不够，视为无效测验。

10. 中医关于阴阳的界定

中医认为，阴和阳是相对制约的一对属性，有阴的地方就有阳，有阳的地方就有阴，它们相对平衡时是最好的状态。抑郁症患者具有非常典型的太阴人格特征，整个行为偏于阴。

《灵枢·阴阳系日月篇》谓："*阴阳者，有名而无形。*"故阴阳两字只代表事物之对立属性，不代表特定之事物。阳代表事物之积极、主动、进取、光明等方面，而阴则相反。将其作为神经活动之两个基本过程之兴奋和抑制之同义词，未为不可。从而上述之各类个性特征由不同阴阳量组成之论点即为个性特征由不同兴奋与抑制量组成。在正常情况，不应有纯阴纯阳，同理，正常情况下，神经系统功能也不是纯兴奋或抑制。因此"五态人"之五型是有现代生理学基础的。

阴阳是相对的，阳中有阴，阴中有阳，我们要看到它们是对立的属性。但阴和阳不代表特定的事物。在情绪体验的过程当中，急缓、快慢、强弱等都可以归为阴和阳。阴阳是总纲，涵盖所有事物的。每个人的人格特征表现可以用阴和阳整体概况，包括快和慢、外和内、强和弱、显和隐、敏感和迟钝等不同状态的表达。

11. 体质的分类

体质是个体在先天遗传的基础上，在后天环境的影响下，其生长、发育和衰老过程中形成的机能、结构与代谢上相对稳定的特殊状态，这种特殊状态往往决定着其生理反应的特异性、对某些致病因子的易感性及所患疾病类型的倾向性。体质既可指身体和心理两方面，亦可仅指身体，此处指前者。所以体质的决定因素包括影响个体心理的各种生理特征，包括年龄、性别、体型、脏腑结构、人格特征、生理功能及代谢、免疫等各方面因素，根据个体所处的社会环境不同而有不同的意义。体质理论强调个体的先天因素,尤其是机体的、遗传的、相对稳定的因素,以及与心理特征和行为特征有关的重量学和形态学属性的理论。

中医学把健康人的体质叫平人质,这也是《黄帝内经》里表达的"阴阳平和,形与神俱"。平人是相对健康的一类人,所以平人质是相对健康的体质状态。我们在全国做了上万份的大样本调查,在相对健康人群当中去抽样,结果发现这部分人群中平人质的得分是最高的。后按照阴阳的虚实分为四类,气血的虚实分为四类,这就是八类。然后加上中医治病体验出的4类机体功能偏颇的体质——多痰、多湿、多风、偏燥,总共为13种体质类型。

体质测量也是按照心理测量的规范去做的,而且把每一个体质类型单一化。因为越单一,表达就越明确。并基于不同复杂的情况,可以两两组合、两三组合、五五组合,变成一个复杂的体质特征。如女性以气血为本,容易气血两虚,气虚就容易出现血瘀,所以多出现气虚、血虚、血瘀这三个分量都高的复合体质类型,当然也有平人质在里面。而有些人阴虚阳热,这些人阴虚分高,阳热分也高。

12. 五五体质检测表

五五体质检测表(2008年制订),该量表是经国家科技部立项,是由我和我的老师薛崇成教授根据中医理论结合专家经验编制的中医体质测量工具。本测验基于传统中医理论对机体气血阴阳及机体功能状态和体内的生理产物的归纳与描述,将人的体质分为13个类别(包括平人质,阳热质,阴寒质,阳虚质,阴虚质,偏湿质,多痰质,偏风质,偏燥质,气虚质,血虚质,气滞质,血瘀质),共28个大题目,195个小项目。每个项目选择时,计1分,未选择时计0分。经验证,本检测表具有较高的信度、内容效度、构想效度与区分度,并有良好的一致性和稳定性。根据测评的不同体质类型得分,可以有多个复合的体质类型,如阴虚阳热,或气血两虚质,或气滞血瘀质,或多痰质分高加偏湿质分高为痰湿质,或多痰质分高加阳热质分高为痰热质等等,分出很多种不同的复合型的体质类型,非常符合中医理论和临床实践情况。

13. 影响体质的因素

(1)遗传因素。先天遗传我们是没法去改变的,现在提倡优生优育,母亲开始准备怀孕的时候,要提前调理。我们没法选择先天禀赋,但应正确认识并积极避免遗传缺陷。

(2)年龄因素。随着年龄的增长,人体机体代谢水平与器官功能会发生变化,这都是正常的生理现象。

（3）情志因素。

（4）环境因素。

（5）健康因素。

（6）性别差异、饮食的情况、劳逸所伤等。

影响健康的因素方方面面，年龄的增长、先天禀赋、性别等不能改变，但是我们可以通过日常的生活方式来调整自身状态，这对我们的健康非常有意义。

14. 五态心身辨识调心养身系统

五态心身辨识调心养身系统是基于五态人格测验和五五体质检测两个标准化测量工具建立的，其中包括两个测验的心身辨识，基于辨识的结果又给予了一个个体化的综合调养方案。调养方案包括：①心理调养实现修身养性；②饮食调养达到心身共养；③行为调养是通过外在的行为或练功、运动、舞蹈等多种活动达到内外兼养；④音乐调养，通过欣赏乐曲、唱歌等方式使形神得到合理的调养，此外还包括中药、艾灸、理疗等方法达到心身共养。

1）五态心-身辨识的调心养身系统（如图6-2所示）：是一个有测量评估加养生保健的智能化系统，并于2014年获得软件著作权。其包括：心理调养——颐心养身，饮食调养——养身调心，行为调养——心身调养，音乐调养——修身养性，中药、针灸、按摩、理疗等调理方法，从而达到调心养身。

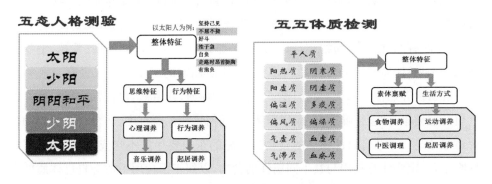

图6-2　五态心-身辨识的调心养身系统

（1）心理调养。我举一个具体的综合的干预方案，以典型的太阳人格特征为主，阴虚阳亢体质。阴虚阳热体质与太阳人格特征呈正相关，也体现出我们中医"形与神俱"的理念。太阳之人的生理特点是多阳而少阴，但不是没有阴。当阴的含量特别低的时候，就会失衡，所以这一类人的情绪非常不稳定，好动、易怒，对事物反应强烈,坚持自己的观点,争强好胜有敌对性,时间紧迫感比较强等。这类人的体质特点是阴虚阳热,体内阴液不足,阳热有余,表现在平常是怕热喜凉,喜欢吃冷的东西,容易口干舌燥,容易出现上火的症状,大便易结,喝水也不解渴。因为这类人的机体功能代谢比较旺盛,所以可以经常通过饮食、运动、适当的药物来调理。另外,我们建议这类人平常注重心理调养,加强自己在心理、思想观念方面的意识。因为这类人的坚持性、持久性不够,对于有益的事情,他可能难以长久地坚持。所以太阳之人要有意识地控制自己,控制自己的情绪,不要小题大作,不要有点事情就去发火,不要总去和别人争执,不是原则的事情就不要过于坚持,培养一个良好的人格特征。我们建议这类人多听一些别人的见解,不要太固执,做事情要有计划,对非原则性的问题少与人争执,减少激怒,保持一个平和的心态。另外,对于这一类人,我们不建议他们去做竞争性的活动,比如很多人是通过游戏来让自己放松的。但太阳之人不是这样子,玩游戏的时候,如果别人的得分比他高的话,他就一定要超过,这是典型的太阳之人的人格特征。所以即使是在放松的过程当中,这类人也会无形给自己增加压力。本来游戏的目的是为了放松,结果因为对得分的追求反而增加了负担,所以太阳之人不宜参与竞争类的活动。

(2) 饮食调养。中医在饮食调养这方面也是非常注意的。比如具有保健作用的人参、枸杞、红豆薏米汤等都是很好的药食同源的养生佳品。但是有的人用服用人参,感觉精神饱满,但是有的人同样饮用就会出现鼻衄、烦躁等症状。这是因为我们每个人的体质不同,不同的食物(或药物)都有它的寒热温凉,其属性、性味不同,不是所有的食物(或药物)对每个人都是那么适合的。比如西瓜、香蕉、梨等这些凉性水果,体质偏热的可以适当多食,而体质偏寒的尽量少吃或者吃一些如荔枝、桂圆、桃等热性的水果。我们要了解自己的体质,知道适合自己的食物,这样饮食更有益健康。"管住嘴"对健康很重要,吃任何食物都要有度,适合自己的食物也要适量才是。不适合自己体质的食物或禁忌的东西要尽量不吃或少吃,如果有时候吃了,一定要注意食用与其不同属性的食物,以纠正因食用不适合自己体质的食物而带来的影响,从而保证自己维持在一个相对平衡的状态,让自己的身体健康、正气充足。

(3) 行为调养。对于运动,不同的人有不同的喜好方式。如果是一个太阳的人格特征,偏于阴虚阳热体质类型。他去跑步出大汗,就伤气阴,气阴伤了之后使阴虚阳热这个症状加重。所以对于这类人,我们不建议做节奏感太强的剧烈运动,而建议做一些像太极拳、瑜珈、舞蹈这样比较轻柔的活动,让自己的心身能够静下来。再如，广场舞确实不错，但是通过它使自己过度兴奋了，就适得其反，反而不利于健康，晚上会很难入睡。所以一定要选择适合自己的运动和音乐，这样对自己的人格特征能够有帮助。因为太阳之人一听到节奏感强的音乐就会斗志昂扬，精神特别振奋，所以这类人适合听些轻松的音乐、民族乐曲等，对其人格特征会有帮助，并能够使其心静下来。还有就是书法。我认识一位台湾的教授，他进行书法写作时真的就把神经系统的那些意识调动起来。当他拿起笔来写的时候，心和身是一体的，是一气呵成的，在这个时候不光是通过感官对大脑进行刺激，其实对心身也是一种调养。所以我觉得书法这种锻炼，不管是对我们健康人心身的调养，还是对半身不遂患者的康复，或者是对老年认知功能障碍的改善都非常有意义。

（4）环境调养。比如有的人怕热喜欢凉，就要注意夏天环境的舒适。另外，阳热的人是能秋冬不能春夏，就是秋冬好过，因为天气凉舒服。如果是阳虚阴寒的人，他是能春夏不能秋冬，在秋冬的时候就更要注意。所以要注意环境因素，规避环境对人体的负面影响。

（5）适当的方药调养。适当的方药对身心健康的调理也非常有意义。这里要强调一点，就是有的人并不宜艾灸烤电。艾灸是当今很好的一种保健方式，但是阴虚阳热体质的人艾灸完之后容易上火。如果因为治疗，必须要烤电、艾灸，那么医生应该告诉他，回去之后要多喝水，吃一些清热的东西，不然的话就会上火，嗓子疼，会给身体带来一些负面的作用。不能因为治疗而给身体带来负面作用。

2）五态心身辨识调心养身方案举例

以太阳人格特征，阴虚阳热体质为例：

（1）心理调养：太阳之人多为阳盛之人，好动易发怒，故平日要加强修养和意志锻炼，培养良好的性格，用意识调控自己，遇到兴奋及可怒之事，用理性克服情感上的冲动，凡事不能太过，多听他人劝解，不要太固执。平素在工作中，对非原则性问题，少与人争，以减少激怒，不宜参加竞争类的娱乐活动。

（2）饮食调养：应保阴潜阳，宜清淡润泽，可多吃芝麻、糯米、蜂蜜、乳品、鱼类等，可常食水果、蔬菜类如苦瓜、番茄、黄瓜、莲藕、葡萄、香蕉、西瓜、梨、柚子、甘蔗、柿子、雪梨、苹果、西瓜、莲藕、新鲜的脆藕等，忌辛辣燥烈食物，如辣椒、姜、葱等，对于牛羊肉、狗肉、鸡肉、鹿肉等温阳食物宜少食用。

（3）运动（行为）调养：练功及体育锻炼，如太极拳、养生气功、保健功、散步、慢跑、球类、游泳、武术、八段锦、瑜伽，以及各种轻柔的舞蹈，均可选择。此类人不适合夏练三伏，因为夏天出汗多，原本阴虚阳热体质，出汗多更伤气阴，会加重体质偏颇。

（4）音乐调养：可选用听一些小夜曲、摇篮曲之类节奏缓慢、轻松愉快的乐曲。

（5）环境调养：此类人畏热喜凉，冬寒易过，夏热难受，故在炎热的夏季应注意避暑。

（6）简易方药：选择适宜的中成药，按照医生的建议或遵照说明书服用，平时养生可减少剂量服用，来调理体质。

（7）药膳：银耳、燕窝、冬虫草、旱莲草、女贞子、沙参、麦冬、玉竹、百合等国家认定的药食同源的药物，都可以选择适合自己体质的用来调养身体。

（8）禁忌：阴虚阳热体质的人不宜艾灸、烤电，如果因为受风寒而出现疼痛，需要艾灸或烤电辅助治疗，治疗后要多喝水，吃一些滋阴清热的食物，帮助消除因为艾灸、烤电带给身体的热的影响。

结论：不论是临床诊疗还是养生保健，辨识清楚自己的人格特征和体质类型是非常重要的。只有了解清楚自己的心身特征，有针对性地综合调养才是最重要的。不论是临床诊疗还是养生保健，都应该"心身同治"或"心身兼养"，应各有侧重，这样的效果一定是"1＋1＞2"。中医的临床治疗中，对一个心理疾病有躯体症状的患者，对于心身疾病的患者，辨证施治，综合治疗，通过中药（成药或汤剂）的治疗，配合针灸对心身的调理，根据需要配合心理咨询，嘱其回家后根据自己的情况调理生活方式，这样的疗效一定是"1＋1＞2或＞3"。我的工作理念是：养生重养心，养心重调神。

中医学的"形与神俱""阴平阳秘"是中医学的整体观和健康观，五态人格测验和五五体质检测是中医学第一个标准化的工作，是心身整体辨识的测量工具，已成为本学科的标志性成果，在临床、科研和教学与健康管理、人力资源等领域具有重要的学术价值和应用价值。

祛邪扶正

中医情志顺势疗法

主讲人◎张伯华

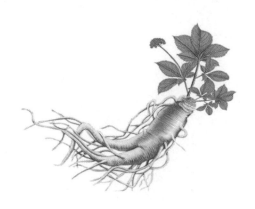

主讲人简介

　　张伯华，女，教授，博士，执业中医师，注册心理师。著名中医心理学家，首创中医情志顺势心理疗法。山东中医药大学心理学科创始人，国家中医药管理局重点学科中医心理学学科带头人。山东中医药大学中鲁医院中医师、心理师。柏桦林中医心理工作室主任。现任世界中医药联合会中医心理学专业委员会副会长等职务。

在与朋友们交谈时，谈到中医心理学中中国传统的、我们祖先的东西，到底在哪里？具体的思想是什么？具体的做法或者技术是什么？放到今天可不可以用？这些疑惑实际上反映了很多人的想法，这是当今西方心理咨询各流派唱主角情况下，人们的困惑。这些问题我也在经常思考，我自然而然地想起王阳明的一句话。王阳明说，"**抛却自家无尽藏，沿门托钵致贫儿**"，可以用来调心、养心。

如今，人们出现了心理问题，可能会寄托于外在的力量来解决问题，从外边求智慧，去求得一些调理的方法。但是王阳明认为，最重要的不是外求，而是回到自己的本心。所有的理智、智慧、健康的情感及那些处理的办法等，都在你的"本心"里。在你的本心里藏着无边无尽的宝藏，你认识不到，却要做一个托着钵四处去讨饭的乞讨者。用王阳明的这个话来讲述现今心理咨询的现状，可能有些过分，但今天我们的心理咨询是不是有一点忘却了自己的东西？或者不明自己有什么。看如今我国心理咨询的情况，西方心理咨询的传播非常普遍，大家学了很多，用了很多，也的确在民众心理健康方面发挥了很大作用。但与此同时，对于我们自身的东西，热情就不那么高，我们几千年积累的传统文化是一个大宝藏，其中有许多很珍贵的内容，值得我们去挖掘。

中医学的情志顺势心理疗法是我在2006年提出的，但它的内涵到底是什么，要给它凝练、概括，但现在还不能下定义或概念，因为还没到那么精致的程度。情志顺势心理治疗是一个体系，既有理论，也有操作方法，它以中医学理论为基础，所涉及的中医学理论包括扶正祛邪、顺势治疗、阴阳五行、脏腑情志等。

除了以中医学理论作为基础之外，中医学情志治疗还使用了一些中医学技术，其中以中医学的情志相胜疗法为代表。此外，该疗法还吸收了一些现代西方的治疗方法。治疗手段包括言语的和非言语的一些手段，在应用时，应紧贴着患者（来访者）情志心理的起伏波动和发展变化。根据治疗过程，情志心理会有不同的发展阶段。我把妨碍人心身功能的情志活动称作情志郁结，顺着情志郁结的变化趋势，顺势利导，便能起到四两拨千斤的作用，最后收到的效果可用一个词概括，就是"合和"。"合"就是整体的意思，"和"是"禾苗、口"，大家都吃饱了，满足了，就变得心平气和了。具体调和治疗包括情志调和、心身调和、人和环境调和等，这就是情志顺势心理治疗。用这样概括的说法向大家介绍一下，请关注几个方面：依据的理论、使用的方法、要解决的问题、欲实现的目标。

一、中医学情志的理论与应用

1. 关于情志的认识

在古代中医学文献中，早先没有"情"这个字，只有"志"这个字。《素问·天元纪大论》《素问·五运行大论》里面都提到的志是"*喜怒思忧恐*"。在这个排序中，思在中间的位置。而在《素问·阴阳应象大论》里面，提到志是五个，是"*喜怒悲忧恐*"。关于五志，还有其他的表述。

关于七情，出自宋代陈无择《三因极一病证方论》，其中把中医学的病因概括为三类，叫"*内因、外因、非内外因*"，内因就是"七情"——喜怒忧思悲恐惊。这"七情"从《黄帝内经》演变过来，但是还可以把它还原成"五志"。忧和悲是一类，归为五志中的悲；恐和惊是一类，那就还原为恐。所以张景岳说的"*世有所谓七情者*"里的"七情"其实就是《黄帝内经》中的五志。

明代张景岳提出了"情志病"概念，把《黄帝内经》里关于情志的思想和论述汇总在情志病里，《景岳全书》有郁症专论，总结出最常见的三种郁：怒郁、思郁、忧郁。怒是想做的事做不成，被阻碍而发怒；思是百思不得其解，不能释怀。怒、忧都可并进"思"。忧是不高兴，抑郁了。那么这三种郁怎么治呢？他说"*以情病者，非情不解*"。如今的以情病者也很多。怎么办呢？非情不解。这就把心理治疗的重要性突出来了。张景岳又说，如果是这个以情病者是女子，必得愿遂而后可释，或以怒胜思亦可暂解。发怒可以暂时地缓解，但治标不治本。所以说治女子必须让她的愿望实现，她的情志郁结才可以解开。如果以情病者是男性呢？张景岳说，"*使非有能屈能伸，达观上智者，终不易邪也*"。有人说"女主内男主外"，所以男人是在外边闯世界做事业的，达观上智者，就是说要有大格局、大心胸，大到什么程度呢？《上古天真论》讲道，人和天地精神相通，如果达观到那个程度，那人心中还有那些烦恼吗？所以，对于这三郁的诊治，张景岳有这样一个区分性别进行治疗的原则，强调了心理。另外，中医学是讲心身合一的，张景岳除了心理治疗之外，还会给予药物治疗。比如说"暴怒"，暴怒会伤肝，可用解肝散、神香散、六郁汤、越鞠丸等。如果是伤肝动了火的话，可用化肝煎等滋阴清热的药。如果怒长期不解还会生痰，那就用温胆汤。

总体而言，情志的发展就是这样一个过程：《黄帝内经》谈"志"；明清时期，突出地提出情志而且重视临证应用，包括临证心理治疗，中医学将其称作情志治疗。情志和情绪等同吗？不能等同。为什么？普通心理学里面说，情绪和情感是人对客观外界事物态度的反映。情绪更多的是和人的生物性需要是否得到满足有关，而情感像道德感等，是和一个人的社会性需要是否得到满足有关。但是中医学所说的情志，有情有志，所以这个志不是单纯的情，它里边有很多的含义，包含认知活动的成分。所以情志和情绪是不同的。实际上，情志是把和情有关的认知等成分全都概括进去了。

2. 情志的特性

（1）情志具有独特性。中医学是博大精深的中国传统文化中的一部分，在中国古代思想史、哲学史当中，很少见到情志的论述。"诸子百家"的著作更多表现的是"情欲"这个概念。比如，管子的**"仓廪实而知礼节，衣食足而知荣辱"**，在这里我们看到的"情"，更多的是和"欲"结合，所以叫"情欲"。在中国心理学史中就专门辟出一块内容，叫"情欲学说"，记载了历代关于情欲的那些思想，其中关于情志的阐述比较少。因此，情志这样的概念和有关的思想理论主要是中医学里面有的，情志是中医学独特的。当然，中医学也讲情欲，比如《上古天真论》提到，**"夫上古圣人之教下也，皆谓之虚邪贼风，避之有时，恬淡虚无，真气从之"**，这个"恬淡虚无"讲什么，讲的就是情欲。金元时期有四大医学流派，朱丹溪是滋阴派。他认为**"阳常有余，阴常不足"**，"阳常有余"其中就包括了人的情欲的意思，心总是躁动不安，这就叫阳常有余，阳就是动，凡动就得消耗，消耗身体的心血和气血。情欲动了，必然消耗身体，比如流淫不止、遗精等现象，所以"阳常有余"会伤阴，导致"阴常不足"。虽然朱丹溪在这里非常明确地用了情欲这个词，但是在中医学里边，情志的地位不可撼动，它是独特的。

（2）情志具有整体性。

其一，情志与脏腑互为关联。五脏气化产生情志，《素问·天元纪大论》中讲，人有五脏，就是心肝脾肺肾，五脏的生理功能叫气化。那么情志是什么？情志是内脏的气化，就是脏腑功能的一部分。中医学认为情志是五脏气化的外显，五脏化五气，然后生喜怒思忧恐。有人可能会问，我们今天能把这个观点用到心理治疗中，用到为人的心身健康服务当中吗？这是值得我们去思考的。我的观点是，对于情志，要探求它是怎么产生的。从哪探求啊？就像王阳明说的，内求，从内里去探讨情志形成的原因，但这个"内"到底是生物学的"内"，还是心理机制的"内"？这是个很值得思考的问题。不仅从内求看,还可以从外看。

从情志的产生到情志反过来对脏腑产生影响,说明情志和脏腑之间关系密切。运用到治疗当中,就是以情志来撬动身体。清代陈梦雷《医部全录》记载朱丹溪一案例,一女子因新婚丈夫入广五年,少有音信,而面壁朝北,卧床不起,不思饮食,食欲缺乏,饮食减少,这种情况就是我们今天说的忧思伤及脾胃。请大家思考情志在治疗层面上是怎么影响脏腑的? 丹溪翁用怒胜思法,激怒该女子,怒后进食。

我用一个临床案例来给大家解释这个问题。

有一位六十岁的老人,来自农村。问诊时我问他哪里不舒服,他揪着喉咙,说已经有一个月没吃饭了。大家看到这个矛盾了吗? 一个月没吃饭竟然还活着,还能走来看病? 大家看到矛盾了吧。我又问他,一个月没吃饭,那吃什么? 他说喝果汁,但咽不下去,有个东西堵在喉咙处,吞咽困难。我问他去消化内科看了吗? 他说什么检查都做了,没事,所以消化内科让来看心理。他一个劲地往下咽,从侧面观察,他吞咽的时候,那个喉结艰难地上下活动,尤其往下的活动更难。他说他吞咽困难,他咽什么呢? 我说"老哥,你吃了窝囊气了"。他听不懂,又问了我一遍是啥。我回答说"你吃了窝囊气了"。这个患者听了后马上眼泪就流下来了。我的话一下子点到了症结所在,接着他就哭了,开始说他的故事。等把这个故事说完了,他就把压在心里面的窝囊祛除出来了,这就是情志顺势,顺着他情志郁结发展的势头,四两拨千斤,最后又使他看到了生活的希望。要把那些不能言说的委屈窝囊说出来,他就能够好了,所以这一次治疗没有用药。过了两个礼拜,他的儿子来找我,说他爸爸那次治疗后回去就吃了面条,然后慢慢地愿意进食了。所以这个案例就说明情志和脏腑之间的关系密不可分。所谓中医学情志治疗,就是根据中医学的这个理论,先了解患者的身体症状,然后用身体症状撬动患者内心的情志郁结,把这个郁结清扫出来,从而使得患者的脏腑功能恢复正常。

其二,情和思(认知)互为关联的整体性。《黄帝内经》对于人的认知过程有一个非常好的描述,"善言天者,必应于人。善言古者,必验于今。善言气者,必彰于物",就是说认知必须要在实践中应验才行。认知从感知事物开始,经过思,思是对于事物的内在规律的认识和反映,然后经过虑。在古代的认识论中,虑是比思更深层次的认识活动。经过思虑以后,认知上升为理性的认识,然后再返回到实践当中验证,这就是认知的过程。这个情和志或思之间的关系,用处很大,可以用来做诊断,也可以用来进行顺势情志心理治疗。

其三，情志和自然的互为关联。迄今为止，在所接触到的西方医学心理治疗当中，很少谈到人的心理和自然之间的关系，并利用这个关系来为人的心理健康服务。园艺心理治疗仅仅是采用种花种草的方法，远不如中医给大家展示的内容丰富。

天人合一和情志顺势有什么关系？情志顺势，顺的是情志产生、变化的趋势，但是这个情志怎么产生、怎么变化？有关的因素包括认知、脏腑、环境等。所以情志顺的就是这样一些影响到情志的因素，这是天人合一理念的体现。

大自然和我们人的心身是什么关系？《灵枢》说，"**天之在我者德也，地之在我者气也，德流气薄而生者也**"，所以人生（活着）、万物生，生在天地之间。生是什么？生是活。那么在哪里活，在天地之间。气是什么，气是变化，我们看由初春到现在，绿叶长成了，这就是"地之在我者"。前面说"善言气者，必彰于物"，就是说气的变化是通过物的变化表现出来的。"天之在我者德也，地之在我者气也"，天有太阳、雨露、风霜雨雪，这些东西在天地之间生养万物，也生养人。所以"**苍天之气，清静则志意治**"，这个治，不是治理的意思，而是正常、天下大治的意思。"**圣人传精神，服天气而通神明**"。就是说圣人太知道人和天地之间的这种关系了，所以可以在里边传承天地的精神，然后和天地之间的规律相通。

所以我们要从大自然当中获取养心、壮心、强心的正能量，辩证地去看待那些不如意的事情。大自然给了我们这样一些可以养生、成活的成分，同时也给了我们一些警戒，改变着人和人的生活。

再说说"厚德载物"，它养育万物，奉献万物，这就是厚德载物。大家很喜欢看希望的田野，当你看这个景象的时候，你是光看眼前的绿色吗？光看眼前的风景吗？不仅如此，还有"厚德载物"的人文精神，这就是"天人合一"。所以，情志的整体性包括情志和脏腑的整体，情和志的整体，情志和自然的密切关联。

二、情志疗法

1. 中医学关于心理咨询的内容与方法

中医学里面有没有心理咨询的内容和方法呢？如果有，现在能不能用呢？《素问·阴阳应象大论》中说，"**善言天者，必应于人。善言古者，必验于今。善言气者，必彰于物**"，就是说认知必须要在实践中应验才行。阴阳是抽象出来的规律，它在物上，在物的象上。对于肝，"**肝在志为怒**"，意思就是怒伤肝，那谁来解决"肝受伤"

的问题？谁解除这个怒？*悲胜怒*。那喜行不行啊，喜能胜怒吗？也行。所以看《黄帝内经》的时候，我们别只看一个地方，这一个地方说了一个道理，可以解释一类现象，在另外一个地方，它还给你说另外一个规律。对于心，"*心在志为喜*"，喜也伤心，它怎么伤的心？喜让人心气耗散。比如现在，大家注意力集中不起来了，心气涣散了，这就是伤了心。那么谁能解决心受伤的情况呢？*恐胜喜*。对于脾，"*脾在志为思*"，如果一个人钻在牛角尖里出不来了，那么谁可以解救？用怒来把你这个思冲破牛角尖。比如有些精神疾病患者，他们的思集中在一点，结果常在那个地方出现幻觉，表现为凡事喜欢钻牛角尖。因此，在临床中我设法让他从牛角尖里面出来，把他的思往外拉出一点，使他的意识域大一点，最终从那个事里面出来。我们看看肺，肺对应忧，因此"*忧伤肺*"。那么谁来解这个忧伤肺，就是*喜胜忧*。对于肾，"*肾在志为恐*"，惊恐的时候，二便失禁，六神无主，这个时候说明*恐伤肾*。那么谁能解救，就是*思胜恐*。所以这就是情志相胜疗法。金元时期，情志相胜疗法已成熟，临床应用得非常好，所用方法很灵活，有不良反应的时候还能给患者解救。对于情志导致的郁结，药是很难发挥作用的，因此要用心理治疗。情志相胜疗法的道理很简单，但很有代表性。

2. 个人对情志的理解

通过对传统情志概念的梳理，我也有一些新的理解。比如害怕。害怕是我们的一种情绪，什么东西会让人害怕，外在所怕之物，必转换为头脑中的某种"象"，我们感知的信息有词、视觉、听觉等。视觉当中有方块字及图象，是感知信息，属于认知成分。对于这个认知成分，在人的头脑当中实际上不但有象，而且有概念呈现。比如对于毛毛虫，我们常出现怕、厌恶等情绪，这是情感的成分、体验的成分。同时身体会出现瘙痒的感觉，不同的个体可能会有不同的感受。厌恶、害怕是一种排斥的、恶心的感觉。而恶心的感觉是身体的成分，害怕时会产生躲避行为，躲避也是身体的成分。三个成分同时组合在一起，就是情志现象，所以它是一个整体。认知的、体验的、身体的成分完整地组合在一起，就是对当前刺激的反应。再如，荷花对于国人有什么内涵？好多人都说"出淤泥而不染"，说的是什么？是指高洁的人格。这就是我们的文化，我们的文化就这么含蓄，里面有很多的内涵。荷花的生长环境是污泥，但是它能出淤泥而不染，在污泥里面仍然能够保持自己干净、高雅、美丽的模样。所以在中国文化里面，荷花的内涵是高洁的人格。我这个说完后，大家心里面激起的是什么？情志，仍然是情志。看到荷花，你感知加工的象以及后来出现的概念，就是认知成分。这个时候感觉到舒服、清爽，是一种情感体验，然后整个身体都会觉得清爽、舒畅，这是体感，所以是三位一体的，这就是我对情志的理解。

3. 情志的三个成分

我们体验的成分，总是和认知成分合二为一。情志的三个成分是整合在一起的。一般我做情志顺势心理治疗，会去分辨并抓住情志的体验，然后去看这些体验是单纯的还是复合的、轻的还是重的、有意识的还是无意识的、时间长的还是短的。再看故事内容是什么，相关的人和事件等。除此之外还有一层含义，就是我说的体感这个成分，可能会是一个症状。当一个求助者来到我们面前的时候，我们会去观察他。有的人来了以后，他外在表现出来的就是一种很强烈的情，在这种情的后面，有一个认知的成分。可能我们也会看到体感的成分。情志的这个状态是很常见的。还有一种状态，就是体感是首当其冲的。患者来了以后，明显表示吞咽困难、吃不下饭、头疼、恶心、呕吐、便秘、胸闷、腹痛、腿疼、四肢无力，等等。一般有这些现象的人会去医院，但是医院治不好，医师建议他来做心理治疗。这种状态在心理门诊，或者心理咨询中心，相对于疾病门诊见到的比较少。这样明显体感表现的里边，可能是有情的。比如前面所说的觉得吞咽困难的那位患者，他的吞咽困难里面是有一个情，这个情就是委屈、窝囊、耻辱。虽然这个情在，但是他未必能把自己的吞咽困难和这个情联系起来，也未必能够意识到有这个情的存在。另外，这个体感里边还有一个认知的成分，但藏得就更深了。总之，表现出来的身体症状和稍微一想能够意识到的情绪情感，以及隐藏的认知成分，这些东西都是整合在一起的。所以说情志是整合体，只不过呈现的形式会有所不同。

情志的三个成分在心理咨询当中有很大的意义。不管情志如何表现，我都会考虑到在这个情的背后会有认知成分和身体成分（即体感），这种思考对我的诊断很有用。如果患者的体感很明显，那么根据情志是三位一体的整合体的观点，我就会去寻找他的情和认知，所以这是一种心理评估和诊断的过程。

4. 祛邪扶正的思想

中医学认为疾病发展的过程中有两种基本的力量，即正邪两种力量，用我们今天的话叫作正能量和负能量，它们之间是相互较量的。所以说在整个疾病的发展过程当中，正邪两种力量的较量有几种状态：邪气盛，正气虚；正气胜，邪气退；正邪力量相当、势均力敌，那是相持状态。正虚邪恋。

正邪力量对比的4种状态与疾病的痊愈和加重有关系。正邪力量对比对心理治疗也有用，当心理正能量强盛时，负能量就退，心理问题好转；如果心理负能量强,正能量就被掩盖,心理问题就加重了。那么心理上的邪是什么东西? 是指搅扰心理、让心绪不宁的心理事件,是情志郁结。那心理上的正是什么? 就是指让人的心理能够恢复平和的力量,是那种自愈的、自主成长的、潜在的心理能力。心理的正邪两股力量——邪是情志郁结;正,是心理上自救、自愈的力量。

很多来访者的家长也存在问题,他们普遍把孩子的问题看得太重,过度专注于问题,伴有明显焦虑。这便有期待效应,如果你光看问题(邪气),那所期待的邪气便会稳固。如果你希望看到正气,那你也会期待它,它肯定也就被期待出来。治疗的初期邪盛正衰,情志郁结特别明显,患者的情志表现特别强烈,这个时候应该祛邪为主。在治疗进展中,邪气一祛,正气得以增强,正邪力量对比相当,或者邪退正复,此时祛邪和扶正并行。到治疗后期,正胜邪退,就需进一步扶正。以上就是心理咨询的指导原则,在心理咨询当中,我们全程都应兼顾邪正两种力量。

5. 中医学顺势治疗的思想

1) 情志治疗的势

《素问·阴阳应象大论》里面谈到了这样的问题,"病之始起也,可刺而已",就是说刚刚发病的时候,病情轻浅。怎么办呢? "可刺",即治疗方法上不必那么重;"其盛,可待衰而已",这是什么意思? 当病势很盛时,应顺势力导,避其锋芒,待病势衰退之后,再予治疗。"故因其轻而扬之,因其重而减之。其高者,因而越之;其下者,引而竭之。"当这个病位在人体高处的时候,不会利用利尿、通便往下走的治疗趋势;病位在上,比如咳嗽,要使用挥发性的叶类的或草类中药,如苏叶、薄荷等发散类的药。病位在人体下部的,如大小便的问题,就可使用药性往下走的药物,如利湿的茯苓,泻下的大黄等作用趋势向下的药物。这就叫作因势利导,也就是顺势治疗的思想,主要是指身体疾病层面的。《灵枢·师传》篇讲"百姓人民皆欲顺其志",也是顺势思想,是心理调理方面的顺势。情志顺势心理治疗的初期,邪气盛,顺着这个势让它往外走。到了中后期,邪气病势减轻,顺着这个趋势,让潜能显现出来,发掘出来。这就是顺势治疗思想的应用。

2) 情志治疗的对象

任何一门心理治疗都有自己的治疗对象,中医学情志顺势心理疗法以情志郁结作为调整对象。情志郁结的郁就是郁滞、不顺畅;结就是"结住了",有如拿根绳,打个结,就是心里面那些事乱七八糟、梳理不开、矛盾纠结,也就是凝滞了。老百姓叫"心有千千结",这些结既有短时间内形成的结,也有经年累月形成的结,还有一些因突发的、强烈的刺激而形成的结。

3）情志认知

对于情志认知，张介宾说：**"凡人之七情，生于好恶"**。好恶是人的心理准备状态，说明心理的趋势、心理的倾向早就有了。平素讨厌的、羡慕的、怀疑的、畏惧的，这都是平素就有的。所以，一旦触及到讨厌的事物，便可牵动深层的、平时就厌恶的那些东西，于是情志就显露出来了。同样，"畏惧"这一情志表现也是如此。所以，像这样的一些认知内容，平素就有的，或者潜意识中的，不单疾病当中可见，梦中也会呈现。

4）情志的体感

情志的体感就是情志的体验伴随着的身体感觉。以头痛为例，头痛是双关语，一种意思是真头痛，比如"我太阳穴痛""我额头疼""我头顶疼"，这是真头疼。另一种意思是心理层面的，就是遇到了不可逾越的困难，也会头痛。例如，咽喉部这个地方堵得慌，这个叫梅核气。梅核气是什么？前面已经说过了，这个吐之不出、吞之不下，在咽喉这个地方吊着，这就是梅核气。

身体出现的一些不舒适，如果没有器质性病变，便是功能性的，中医学叫作气机紊乱。气本身是升降出入的，当你气机紊乱的时候，它的升降出入乱了，该升不升，如呕吐的时候吐不出去；该降不降，如粪便排不出去。这就出现了紊乱。再如"一个劲地打喷嚏""一个劲地擤鼻涕"，那是为什么？其实，这也是气机紊乱的外在表现，里面体现了心身的关系。这些就是我们说的一些体感——身体症状的感受，可以用中医学的气的气上气下、气缓气消、气结、气机紊乱来描述。

5）情志郁结的评估

情志郁结的评估是贯穿于整个情志治疗过程的，而且这种评估是非常灵动的。因为情志变化多端，上一秒是喜，下一秒可能就是悲，悲喜交加，可能再过一秒就有变成焦虑，焦虑实际上带着恐惧成分。这就是人，人的情志变动就是这么复杂。因此我们在咨询中，就有一个情志的评估。对于情志郁结的认知成分，它们所隐含的心理事件，有些是冲突，有些是故事，需要进行评估。对于情志郁结的体感成分，存在着不同的分布规律，同样需要评估。在评估过程中，还需要对心理资源进行评估，评估心理资源在哪里。

6）情志郁结的表达

情志郁表达有很多的方法，比如语言的表达、取象比类的表达、体感线索的表达等，其中很多是中医学特有的。有角徵宫商羽这样的表达，也有推拿、按摩这样的一些体感聚焦、身体涂鸦等。取象比类也可用于心理治疗、心理咨询。比如打太极拳,把它一招一式拆开,如海底探针,想象在海底探寻针,去做这一动作,便有聚精会神的心理现象出现;白鹤亮翅,做这一动作有舒展大气的心理感受。它任何一个招式都有名称,都有意义在里面,都有想象在里面。

躯体的症状和内部心理都是联系着的,沿着这个线索深入,就开启了那些心理事件和往事记忆。具体的方法如身体涂鸦法,如胸闷,那就用涂鸦法处理,画头部,可以用一圆形代替,下面画上胸部,可以画个几何图形,慢慢涂,涂着涂着郁闷就慢慢地给涂开了。所以在这里面它有一个内在郁闷的力量,在涂的过程当中宣泄出来。头痛、腿疼、腰背疼,都可以这样做。这个过程还有一个作用,他涂着涂着,他心都在这的时候,会有很多的领悟呈现,那些领悟突然触动了他,他一下就明白了,达到一个"豁然开朗"的效果。

应机呈现

中医情志疗法略说

主讲人◎李兆健

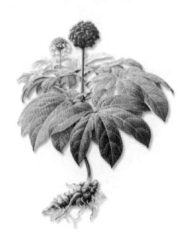

澄心
息虑

主讲人简介

　　李兆健，研究员，医学博士，执业医师，心理治疗师，心理咨询师。致力于中西医结合临床实践，积极主张从传统文化中汲取精华，维护心身健康。1995年起从事心身相关问题研究，1998年开始心理咨询工作。曾赴上海市精神卫生中心进修2年，2005—2010年接受《中德精神分析治疗师连续培训项目》《中美认知行为治疗连续培训项目》的培训。

人类有着极为丰富、复杂的心理活动,许多疾病的发生、发展及转归与心理因素密切相关。人类的心理活动,在某种程度上把社会因素与人的生理、病理联系起来,使心理、社会因素成为一种实在的病因,对这些心因性和心身性疾病,单纯地采用药物治疗往往是不够甚至是无效的,而非药物的心理治疗,却可以发挥积极的作用。所以,心理障碍、心身疾病、神经精神疾病及社会适应不良等疾病除了以解除症状为目标的一般内科躯体治疗以外,还需要有以减少复发、维持疗效稳定为目标的心理治疗。

心理治疗在国内外自古就存在,不过那时它没有形成自己的理论和系统的技术,近 40 年来它的重要性才逐渐被医学界所公认,人们对其进行了客观的研究,使其成为现代医学治疗疾病的第 4 个法宝。心理治疗是个复杂而重要的课题,涉及面广,不论在理论上或是实践上,与其他医学治疗方法相比较,还存在更大的问题。

目前,心理治疗没有一个公认的定义和确切的界限。但学术界都认为心理治疗是一种特殊的人际相互作用过程,简言之,也就是一种特殊的人际关系。无论使用或者不使用药物,从广义的角度来说,可以认为凡是能通过影响患者的心理活动以提高治疗疾病效果的方法,均可属于心理治疗,也可称为精神治疗。

目前,国内心理治疗基本引进和模仿西方理论和模式,深受西方文化与西方社会习俗的影响。虽然设计较严密、手段先进、实证性强,但这些成果的可信度和可行性却都有一定的地域限制。不同民族、不同文化的人的心理现象固然有许多共性,但在类型、性质、规律等方面仍有着不少差异,我国的社会文化在历史沿革、文化传统、社会结构、经济条件、价值观念、生活习俗等方面,与西方均有诸多不同;中国人的人格特点、心理状态等,与西方人差别也很明显,产生了中国人所特有的心理问题和心理疾患,这种文化差异还表现在即使是同一类型的心理问题和心理失调症,中、西方人在具体的致病原因和具体症状方面,也往往有所不同。基于以上因素,心理治疗中不能简单、机械地套用西方理论和模式,世界上从来也没有出现过一种放之四海而皆准的心理治疗体系,而且在将来也不可能发展出这样一种体系。

英国学者 Jane Ogden 认为:"人的个性、行为、宗教信仰、社会环境是造成疾病的重要原因。"儒、释、道可以说是中华民族重要的精神财富,千百年来,民族文化、民族心理深深地烙着他们的印迹,每一个中国人的躯体、意识都或多或少地沉淀着他们的影响。儒家、道家、佛家三家学说中蕴藏着丰富的调节心身,获得"心身自在"的最佳理论和方法。中医学深深植根于传统文化,汲取着儒、释、道的养分,它作为医学科学,维护的就是国人的身心健康。要想从中国固有的文化背景着手探索心理障碍、心身疾病方面等方面的内容,中医学是一个良好的切入点。注重精神心理,是立足于宏观观察并做出整体调治的中医学的一贯传统,也是一大优势。中医学在长期发展过程中创造了许多独特的心理疗法,积累了丰富的治疗经验。它们基本上和现代心理治疗的定义、手段、效应吻合。富有中国传统文化特色的中医学心理治疗方法更适合于中国人的人格特征。

在中医学中,没有心理学或心理治疗的说法,但在传统文献中有着相类似的许多称谓。影响较大的有"*治神*"(《素问·宝命全形论》)、"*治意*"(《续名医类案》)、"*医心*"(《青囊秘录》)、"*人事制之*"(《丹溪心法》)等。

中医心理疗法一般指不用药物、针灸、手术等"有形"的治疗手段,而借助于语言、行为以及特意安排的场景等来影响患者的心理活动,唤起患者防治疾病的积极因素,促进或调整机体的功能活动,从而达到治疗或康复作用的方法。当然,有些"意疗"或"心疗"在使用时和西方心理治疗一样,也配合针药同时进行。大量临床实践证明,心理治疗与针药等同时并举,其疗效相得益彰。

中医学是中华民族长期同疾病做斗争的经验总结,是在中国古代哲学思想影响下形成的具有独特理论体系,以辨证论治为诊疗特点,研究人体的生理、病理,对疾病进行诊断和防治的一门科学。中医理论体系中有着丰富的心理学思想,是中医整体观思想的重要内容,它强调人的精神、意识、思维活动是建立在脏腑功能基础之上的;人的心理活动有着显著的个体差异性,并受到自然环境和社会环境的影响。中医学中存在着极为丰富的治疗心理疾病的临床实践经验,在我国"*心病还须心药医*"是妇孺皆知的名言。心理治疗实际是最早形成的治疗方式之一,在古代一度是主流的治疗形式。

美国学者墨菲曾经说过:"*世界心理学的第一个故乡是中国*"。马王堆汉墓帛书整理出的《五十二病方》,据考证系早于《黄帝内经》的古医书,其中有"祝由疗病"法35例。诞生于2 000余年前的《黄帝内经》,不仅是中医学理论的渊数,而且也是最早记载医学心理学的论著。《黄帝内经》认识到人的心理因素与疾病的发生、发展及其预后密切相关;在治疗方面,把"治神"置于各种治法之首,"针石毒药"等治疗手段必须通过患者的神气才能发挥治疗效应。《灵枢·师传》篇中"人之情，莫不恶死而乐生，告之以其败，语之以其善，导之以其所便，开之以其所苦，虽有无道之人，恶有不听者乎？"的精辟论述，至今仍作为经典的心理治疗理论引用；《素问·五运行大论》和《素问·阴阳应象大论》已认识到了精神因素与形体内脏、情志与情志之间，在生理、病理上存在着相互影响的辩证关系，从而巧妙地根据"以偏救偏"的原理，创立了"怒伤肝，悲胜怒；喜伤心，恐胜喜；思伤脾，怒胜思；忧伤肺，喜胜忧；恐伤肾，思胜恐"的独特疗法；《素问·移精变气论》记载："古之治病，惟其移精变气，可祝由而已"。即用祝由疗法转移患者的精神情志之所注，从而改变其气血紊乱的病理状态。所谓祝由，即通过祝祷、诠释病因的一种精神治疗方法。古代设有祝由科，可以认为是中医心理治疗之发端。《素问·奇病论》中"哕，大惊之，亦可已"和《素问·至真要大论》提到的"惊者平之"已是心理治疗的具体实践；《素问·上古天真论》中"呼吸精气，独立守神，肌肉若一"、《素问·异法方宜论》记载的"导引按蹻"以及《素问·刺法论》的"净神不乱思，闭气不息七遍"，都主张用气功导引养生调神、治病。

总之，《黄帝内经》已经初步确立了中医心理治疗的基本原则和方法，至今仍有很大影响。该时期，《吕氏春秋》中文挚以怒治齐闵王而丧命、《后汉书》华佗怒激郡守都是我国现存的著名的、完整的古代中医心理治疗医案。

汉代《伤寒论》中虽然没有明确提出心理治疗的方法，但张仲景在《金匮要略·脏腑经络先后病脉证治第一》中明确提出在疾病的治疗过程中要注意心身调理。

金元时期，涌现出一批心理治疗水平颇高的医家。张子和的《儒门事亲·九气感疾更相为治术》就是一篇心理治疗的专论，它将《黄帝内经》情志相胜的心理治疗理论做了演绎、发挥，并对自创的心理治疗方法进行了综述。张子和的心理治疗医案设计水平、治疗深度及记载的完整性也是值得称道的，这些医案无论从传统中医学理论分析角度，还是从现代心理治疗角度评价，都具有相当的水平，不仅在中国，而且在世界心理治疗史上都应该有一定的地位。同时代的罗天益、朱丹溪、贾思诚等也留下了有效的心理治疗医案。尤其应注意的是，心理治疗不仅在汉族，而且在少数民族中也有运用，辽国耶律敌鲁激怒泄毒治疗就是一例。

明代缪仲淳认为："情即神识，有知不定，无迹可寻，触境乃发，滞而难通"，而且有"将来复结"的可能；治疗上"只宜以识谴识，以理谴情，此心病还将心药医之谓也。如是庶可使滞者通，结者化，情与境离，不为所转，当处寂然，心君泰定，其何七情之为累哉！"（《本草经疏·卷一·论七情》）。张景岳继往开来，在阐发《黄帝内经》心理治疗理论方面，又有新的发展，《类经·论治类》中引用他人和自己的心理治疗医案对鬼神、祝由二说做了深刻的分析。《景岳全书》中对诈病的论治有着历史性的贡献。明代是中医学史上留下心理治疗医案最多的时期。

清代吴尚先在《理瀹骈文》中说："情欲之感，非药能愈，七情之病，当以情治"，可谓经典之论。该时期关于心理治疗仅有一些零散的记载，并且配合或从属于针药治疗的居多。但就对心理治疗医案的收集而论，却有着积极的意义。陈梦雷在《古今图书集成·医部录》就有30多例心理治疗医案，魏之琇的《续名医类案》中也有20多例，并以诈病、相思等分门别类汇编见长，可谓心理治疗的专类。俞震的《古今医案按》虽然心理治疗医案数量不及前两书，但选案较佳，评述精辟。

历代医家从丰富的临床实践中总结出"心病还须心药医"，提出"心病不知何许药医也，不详其性状，不明其用量，亦不悉其产地，而奏效甚奇"。可见"心药"并非真正之药物，而是指心理治疗。清赵彦晖在《存存斋医话稿》中鲜明地提出"无情之草木不能治有情之病，以难治之人、难治之病，须凭三寸不烂之舌以治之"。对于那些不重视心理治疗的医家，《东医宝鉴》给予了尖锐的批评"古之神圣之医，能疗人之心，预使不至于有病；今之医者，惟知疗人之疾，而不知疗人之心，是犹舍本逐末，不穷其源而攻其流，欲求疾愈，不亦愚乎？虽一时侥幸而安之，此则世俗之庸医，不足取也。"

整体治疗是中医学整体观念的基本内容，但是很长一段时间只局限在"有形"的针药的整体治疗之中，忽视了"无形"的心理治疗。新中国成立前，中医心理学思想的研究散见于各类中医著作中，且大多属于个体病案治疗的心得体会，在理论上研究得较多的是对于七情病因、病机在疾病发生、转归、预后上的探讨。进入20世纪80年代以来，中医心理学思想的研究开始活跃起来。众多学者进行了有益的探索，但目前在中医界还未普遍引起重视，临床开展中医心理治疗为数十分有限，并且各行其是，没有形成系统。据专家统计，自1949年以来，中文资料上出现过的中国心理疗法的名称有工作疗法、工娱疗法、习以平惊疗法、习见习闻疗法、五行生克疗法、五音疗法、五志相胜疗法、气势压邪疗法、气功疗法、气功引导疗法、气功吐纳疗法、以惊平惊疗法、以慌释疑疗法、以意导因疗法、以欺制欺疗法、以诈制诈疗法、以情胜情疗法、以意导之法、书法疗法、开导劝慰疗法、开导疗法、心疗法、心身转移疗法、心意导引法、心理导引疗法、计谋疗法、文艺疗法、劝说开导疗法、劝慰疗法、示范疗法、占梦疗法、占梦分析疗法、平惊疗法、发泄疗法、节欲保精疗法、训练型心理疗法、厌恶反应疗法、厌恶反射疗法、厌恶疗法、改变环境疗法、肌肉紧松交替法、自然疗法、农活疗法、行为疗法、行为纠正疗法、行为矫正疗法、行为指导疗法、行为诱导疗法、行为满足疗法、抑制疗法、抑情顺理疗法、戏虐疗法、戏剧疗法、导引疗法、导痰吐涎疗法、权谋疗法、闭目聚神疗法、传闻梦幻疗法、动作体位疗法、迅激疗法、言语开导疗法、诈病权诈疗法、两极情致疗法、两极情绪疗法、饮酒疗法、冷水体罚疗法、佛教疗法、坑穴避秽疗法、告之导之疗法、环境疗法、社会疗法、钓鱼疗法、抹面涂身疗法、松弛身心疗法、画疗法、转移疗法、转移注意式的心理疗法、怡悦开怀疗法、祝由疗法、祝说病因疗法、语言疗法、顺情疗法、顺情从欲疗法、顺应四时疗法、回避疗法、思疗法、思虑疗法、音乐疗法、适应疗法、威慑疗法、说理开导疗法、说理分析疗法、拾豆疗法、相反情绪疗法、相反情志疗法、怒疗法、促怒疗法、诱导劝慰法、信仰疗法、停药调养疗法、释疑疗法、益智疗法、羞辱疗法、积极情绪疗法、恐吓疗法、恐疗法、调理身心疗法、调节冷暖疗法、养心调神疗法、养性疗法、道教疗法、消愁怡悦疗法、疏导疗法、情志相胜疗法、情态相胜疗法、情疗法、情致疏泄疗法、情致导引疗法、惊者平之疗法、惊恐疗法、惊式疗法、移情变气疗法、移精疗法、移情疗法、移易性情疗法、假借药物疗心病、猛烈爆破疗法、脱敏疗法、谎骗疗法、遂情疗法、遂心顺志疗法、喜乐疗法、喜悦疗法、揭示疗法、悲哀疗法、惩罚疗法、释梦疗法、舒遂疗法、编织疗法、拳操疗法、意疗法、感化法、暗示法、暗示诱导法、暗示解惑法、想象畅怀疗法、解除心因疗法、舞蹈疗法、睡眠疗法、精神分析疗法、模型疗法、模拟诱导疗法、静坐疗法、静志安神疗法、激励疗法、激怒疗法、激怒泄毒疗法、激情刺激疗法、澄心静志疗法和澄心静默疗法等 160 余种，但没有系统的整理和发挥。

中医学中存在着丰富的有关心理学思想、心理治疗的相关内容，但中医典籍浩如烟海，选择合适的切入点是十分重要的。中医看病得之于手应之于心的技艺，数千年来主要在医案中体现，医案也是中医心理治疗的重要载体。如果说中医心理学的某些理论比较隐奥、玄深的话，那么古代医家关于心理治疗的医案则是真实、生动的，其中闪烁、蕴含着古人的智慧和深邃的见解。鉴于此，我们查阅了远至战国时期近至清朝的历代不同医家的心理治疗医案，总结、提炼了中医心理治疗方法如下：

情志相胜、劝说开导、暗示转移、顺情从欲、移易性情、激情疗法、以诈治诈、修身养性（调摄心身、寡欲、恬憺虚无、气功导引）、情境疗法、计谋疗法（声东击西法）、释梦法是借用中医古籍中已有之名词；自我转移注意法、行为疗法、认知行为疗法则直接采用现代心理学名词。

1. 情志相胜

情志相胜法,是中国独有的一种心理治疗方法,创见于《黄帝内经》(以下称《黄帝内经》)。狭义的情志相胜疗法指根据情志五行相胜的法则,有意识地采用一种情志活动(在后),去战胜、控制因另一种情志刺激(在前)而引起的疾病,从而达到愈病的治疗方法,也称以情胜情法。

广义的情志相胜疗法指在中医阴阳五行学说及情志相胜等理论指导下,医生有意识地运用一种或多种情志刺激,以制约、消除患者的病态情志,从而治疗由情志所引起的某些心身疾病的一种心理疗法。

情志既可致病,又可治病,《黄帝内经》认识到精神因素与形体内脏、情志与情志之间,在生理、病理上存在着相互影响的辩证关系,从而巧妙地根据"以偏救偏"的原理,创立了"以情胜情"的独特疗法。适当运用情志之偏,可以纠正阴阳气血之偏,使机体恢复平衡协调而使病愈。《黄帝内经》中《素问·阴阳应象大论》与《素问·五运行大论》均指出:**怒伤肝,悲胜怒;喜伤心,恐胜喜;思伤脾,怒胜思;忧伤肺,喜胜忧;恐伤肾,思胜恐。**

在临床上运用以情胜情疗法治疗情志因素所导致的病变时,应注意选择好适应证,一般以精神因素在疾病发生发展中占主要地位而身形病变不突出者为宜。同时必须注意刺激的适宜度,即作为治疗的情绪刺激,要超过、压倒致病的情志因素。形体壮实者或心理承受能力强者,可采用突然、强大的刺激,体质虚弱或心理承受能力差者,宜采用持续不断地强化刺激。总之,后者要超过前者,否则就达不到以情胜情的目的。但是要切记:这种刺激不能过大,以免超过患者能够承受的范围,引起新的情志病变。

2. 劝说开导

劝说开导疗法,应用范围极广,从古至今,医家都在自觉或不自觉地运用,是中医心理治疗的重要方式之一。

劝说开导疗法是针对患者的病情及其心理状态、情感障碍等,采用语言交谈方式进行疏导,以消除其致病心因,纠正其不良情绪和情感活动等的一种心理治疗。

劝说开导分为怡悦开怀和释疑解惑两种形式。怡悦开怀主要是通过医生对患者进行语言劝说开导,使患者了解自己的情志障碍所在,从而积极主动地加以自我调节,控制情绪,使不良心理得以纠正,七情得以调畅,怡悦开怀,疾病得除。释疑解惑就是根据患者存在的思想疑虑,通过语言说理开导或是采用其他的方法,解除患者不必要的怀疑或猜疑,帮助他们去掉思想包袱,恢复健康。

在进行劝说开导时，应掌握语言的技巧，取得患者的信任，以便针对不同性格、不同病证之患者采取不同的疏导方法，争取获得治疗效果，使患者怡悦开怀，疑惑得释。《素问·移情变气论》说："闭户塞牖，系之病者，数问其情，以从其意。得神者昌，失神者亡。"在进行劝说开导时，医师必须取得患者的信任，因此要有极大的同情心，态度要严肃、诚恳、热情，环境要安静，语言慎重，鼓励，引导患者吐出真情，因为患者的倾诉不仅可以帮助医师判断病情，对其本身也是一种宣泄，可以缓解其紧张、焦虑的情绪。

劝说开导，应该因人制宜，要针对患者不同的思想实际和个性特征，如《灵枢·师传》篇说："且夫王公大人，血食之君，骄恣从欲，轻人而无能禁之，禁之则逆其志，顺之则加其病，便之奈何？治之何先？岐伯曰：人之情，莫不恶死而乐生，告之以其败，语之以其善，导之以其所便，开之以其所苦，虽有无道之人，恶有不听者乎？"

这段话提到了 4 个方面的内容：一是"告之以其败"，即指出疾病的危害，引起患者对疾病的重视，使患者对疾病有正确的认识和态度；二是"语之以其善"，即指出只要与医师配合，治疗及时，措施得当，是可以恢复的，以增强患者战胜疾病的信心；三是"导之以其所便"，即告诉患者如何进行调养，指出治疗的具体措施；四是"开之以其所苦"，即解除患者消极的心理治疗，就是要通过说服、解释、鼓励、安慰、保证等法，设法改变患者精神及躯体状况的目的。

3. 暗示转移

《素问·调经论》说："按摩勿释，出针视之，曰我将深之。适人必革，精气自伏，邪气散乱。"这就是说，医师先在患者应针刺的地方不停地进行按摩，并拿出针来给患者看，口里说我将针扎得很深，这样，患者必然会集中注意力，使精气深伏于内，邪气散乱而外泄，从而提高针刺的疗效，这可能是运用暗示疗法的最早记载。《灵枢·本病》篇亦云："凡刺之法，必先本于神"，针刺取效的关键在于得气，而得气与否，取决于患者的"神"。医者用语言、动作调节患者的神气有助于针刺得气而获效。

暗示转移法即意示疗法，是指采用含蓄、间接的方式，对患者的心理状态产生影响，以诱导患者在不知不觉中接受医师的治疗性意见；或产生某种信念，或改变情绪和行为，一部分医家同时借助语言等方式，剖析本质、真情，以解除患者的疑惑，从而达到治疗由情志因素所引起疾病的一种心理疗法。主要适用于由疑心、猜测所导致的幻觉、抑郁病症。

暗示转移法通过转移患者的精神、意志和注意力，来达到治疗的目的。暗示转移法主要是使用语言来示意或借物示意。语言示意即巧妙地运用语言,暗示某些有关疾病的情况,使患者无意中加以了解,从而消除心因,树立起战胜疾病的信心,改善不良的情感状态。语言暗示不仅包括词句语言,而且还包括行为语言,治疗者的神态、表情、动作等的暗示作用,也可采用手势,表情,或采用暗示性药物及其他暗号来进行。若能巧妙而综合地加以运用,每可取得更为理想的疗效。借物暗示指借助于一定的药物或物品,暗示出某些现象或事物,以解除患者心理症结的方法。进行此术的医家必须认清病情,谨慎从事,切不可令患者看出任何破绽,否则难以取效。

应该指出的是,暗示既有正效应,也有负效应。积极的暗示常可用于治疗,暗示用之不当也会产生严重的负效应,故临床应用时须针对患者的心理活动特点,谨慎、灵活施之。运用此法的医生必须具备一定的权威性和影响力,具有较强的分析推理能力,掌握丰富的社会学和生理知识,以便使暗示更趋正性、稳固、持久和巧妙。对文化水准偏低、易受暗示的患者,运用此法疗效更佳。

4. 顺情从欲

《灵枢·师传》篇说:"未有逆而能治之也,夫惟顺而已矣……百姓人民皆欲顺其志也"。"男女饮食,人之大欲存焉""饥而欲食,寒而欲暖,劳而欲息,好利而恶害,是人之所生而有也,是无待而然者也,是禹桀之所同也。""故虽为守门,欲不可去,性之具也。虽为天子,欲不可尽"。顺从患者的意志、情绪,满足患者心身的需要,这种方法亦属心理治疗的内容之一。

顺情从欲是顺从患者的意念、情绪,满足患者的心身需求,以释却患者心理病因的一种心理治疗方法,主要适用于情志意愿不遂所引起的心身疾病。

人的欲念无论恶劣与否,都有其存在的必然性,生理、心理的渴求与欲望是与生俱来、客观存在的,这种欲望的满足与否,将会直接影响人的情绪和行为。如果必要的欲望得不到满足,不仅影响人的正常生理活动,甚至导致精神情志的病变。如果仅采用劝说、强行压抑的方法,是难以根本解除患者的痛苦的。"治病求因",只有当其生活的基本欲望得到满足后,疾病才有可能康复。张介宾说:"若思虑不解而致病者,非得情舒愿遂,多难取致。"对于正当而必要的生活欲望不能得到满足所导致的神情病变,单凭劝说开导、移易性情是难以解除患者的疾苦,"百姓人民,皆欲顺其志也"(《灵枢·师传》),必须"以从其意"(《素问·移情变气论》),只有当患者的基本欲望得到满足时,神志病变才有可能痊愈。同时,顺情从欲除了满足情志意愿外,还要注意尽量规避不得意的人或事,也就是避免不良情绪的刺激。

当然也要注意这样的问题，对于患者某些不合理或者客观条件尚不允许的意愿、要求等，切可以如陈士铎"随病患之性，而加以顺性之方则不逆而得大益。倘一逆其性，未必听信吾言，而肯服吾药也。所以古人有问可食蜻蜓、蝴蝶否？而即对曰可食者，正顺其意耳"之说，一味满足，应该具体分析，如果满足这种欲望、要求，不至对病家和他人的身心健康和社会构成危害，则不妨尽量满足，反之则不然，宜配合疏导、说服、厌恶、改变认知等多种治疗。

5. 移易性情

《续名医类案》云"失志不遂之病，非排遣性情不可"，可"虑投其所好以移之，则病自愈"。《北史·崔光传》主张"放无用之物，委之川泽，取乐琴书，颐养神性"。吴师机在《理瀹骈文》中明确提出"情欲之感，非药能愈"，故"七情之病者，看书解闷，听曲消愁，有胜于服药者矣"，但"情感要贵于达权，此中医理甚微，非只如看花解闷、听曲消愁之常谈也，精于医者应推之。"

移易性情疗法就是转移注意疗法，是通过分散患者的注意力，或通过精神转移，改变患者内心虑恋的指向性，从而排遣情思，改变心志，以治疗由情志因素所引起疾病的一种心理疗法。通过学习、交谈等活动，排除杂念，或改变其错误的认识与不良情绪，或改变其不健康的生活习惯与人格。

心身疾病病理过程中一些导致或影响疾病的境遇或情感因素，常成为患者心身功能相对稳定的刺激灶，它反复地作用于心身功能，使之日趋紊乱，而这种紊乱又强化着这类刺激作用，以致形成恶性循环，使病证迁延难愈。对此，可借助移易性情转移注意疗法，有意识地转移患者的病理性注意中心，以消除或减弱它的劣性刺激作用。如魏之琇所言"投其所好而移之，则病自愈"。

凡患者过分关注自己的病痛，以致这一心理活动有碍于疾病治疗和康复时都可选用；若患者过分注意躯体的某些部位，从而成为强化了的病态条件反射，亦可试用。此外，还可用于纠正某些由于注意力过分集中而出现的病态行为。

移易性情并不是压抑情感，而只是改变其指向性，也不是取消个性，而是更易消极的情绪因素，改良个性。所以，适应范围较广，方法众多。总之，应根据患者的不同病情、不同心理特征、兴趣爱好、环境、条件等主、客观因素，采取不同措施，灵活运用。

6. 激情疗法

古代医家在临床实践中观察到，处于激情状态的患者，常可表现出一些超乎平常生理功能及体力限度的剧烈反应，包括进行一些常态下难以进行的行为动作，引起一些可以预期的功能反应。

有意识地加以诱发,利用随激情而出现的某些可以预期的强烈机体或行为反应,从而改善躯体功能状态,达到治疗目的疗法,可以称为激情疗法。

激情疗法难度极大,容易被患者误解。此疗法用之失当,有可能刺激伤害患者,污辱其人格,带来一系列严重后果,故非万不得已,不可行之。

7. 以诈治诈

诈病就是假病、装病,早在《脉经》中已明确记载了诈病的脉象和治法,后张景岳提出*"唯借其欺而反欺之,则真情自露,而假病自瘳也"*。

以诈治诈即以其人之道还制其人之身,也就是医生在辨别出装病、假病的基础上,根据诈病者的弱点,采取不同的诈治法,迫使装病者恢复常态。

如何判断疾病的真假是以诈治诈的关键,诈病的动机多种多样,疾病的表现形式五花八门,患者的作假能力参差不齐,这些因素都增加了诊治的难度,所以以诈治诈对医生的要求极高。面对症脉不符,医生不能贸然做出诈病与否的诊断,必须依据脉象、疾病的起因、发病的经过、情感的反应、躯体病的真假仔细进行鉴别,必要时可以通过现代实验技术帮助诊断,只有经过以上流程,假病的诊断准确无疑时,才能施以相应治疗。

治疗中首先要以适当的语言或动作让患者明白医生知道其装病的真相,然后紧紧抓住患者的心理弱点,因人制宜,采用不同的方法。爱面子、想及时收场者,顺水推舟,给患者以下台的机会;害怕揭露真相者,宣称将揭穿真相;不愿接受损伤性治疗者,宣称将予以损伤性治疗……但都必须注意与患者家属或周围的人达成某种默契,维护其自尊心,避免患者恼羞成怒,产生其他的心理障碍。

临床上必须注意与疑病症相区别,诈病者具有装病获得益处的主观动机,而疑病者没有这样的动机,常常只是对自身健康的过分关注。

8. 修身养性

"修身"出自《礼记·大学》*"欲齐其家者,先修其身。"*意为陶冶身心,涵养德性。儒家以修身为教育八条目之一。"养性"语自《孟子·尽心上》*"存其心,养其性,所以事天也"*,谓修养身心,涵养天性。养性亦指道家修行的一种方式,静处一室,屏去左右,澄神静虑,也称入静。养性又指养生,摄养身心使长寿。

修身养性原是儒家的专用名词,指身心的保养。但在中医心理治疗中却有特定的含义,指形神共养。

《经籍籑诂》*"性,生而然者也"*,主要是指与生俱来并随生活变化形成的人之本性,包括气质、性格特征等。它决定着个体情感活动的倾向。不同个性之人,易于感受不同的社会心理刺激,表现出不同的心理障碍。善于修身养性之人,才能使情志刚柔相济,阴阳平和,不至戕害心身。

所谓修身养性就是加强自身的修养,建立健康的生活方式,培养有益的兴趣爱好,陶冶性情,提高社会适应能力,保持良好的身心状态。

善于养性之人,才能使情志刚柔相济,阴阳平和,不至戕害心身。因此治疗心身疾患,调畅情志固属重要,它有助于克服不良情感活动,纠正当时的心身状态,但修身养性尤不可少,它可帮助改善患者的心身素质,预防或防止心身疾病的发生、发展,从根本上解决心身疾病的治疗问题,属于求本之治。

9. 情境疗法

中医学整体观念认为,人之疾患,与外界环境有着密切的联系。因此,对于心身症患者,单纯着眼于调整其个人的心身功能是不够的,还须运用情境疗法调整患者周围环境。

情境疗法是适当地变易不利于心理障碍及心身疾病患者康复的周围环境,以避免不良社会心理因素的不断刺激。

人生活的环境包括自然和社会两个方面,而社会环境则大至整个社会,小至家庭境况和生活条件。运用情境疗法时针对性很强,主要着眼于消除周围情景中可导致患者心理障碍或不利于康复的刺激因素。

应当指出的是,当人对周围环境调适不良时,大多数人会自觉或不自觉地通过自我努力去改善或适应环境。在这一过程中,人的主观能动性是十分重要的。情境疗法是被动地减少恶性刺激、愉悦患者,一旦重现不利的环境,患者可能重新出现调适不良现象。因此应该配合修身养性法,才能增强患者的适应能力,减少对各种生活事件的应激。

10. 计谋疗法(声东击西法)

声东击西,语出《通典·兵六》:"*声言击东,其实击西*",声称欲攻打东面,其实攻打西面,用以迷惑对手,乃是兵法的一种。

古代医家效法兵家,在患者因各种原因不能配合治疗的情况下,采用不同的措施,尽量转移患者的注意力,待其身心松弛,突然施治,称之为"计谋疗法"。其法必*"诡谲怪诈,无所不至,然后可以动人耳目,易人视听。若胸中无才器之人,亦不能用此法也"*。

计谋疗法对医生的要求极高,施治前需把握患者的性格特征,对患者的病情做出清晰的评估,并对疾病的愈后也有必要的预判,才能结合自己的专业技能设计出别出心裁的特殊方案。假借"计谋疗法"的名号,既不知己又不知彼的孟浪行事万万要不得。

计谋疗法完全依靠医生的社会学知识背景来综合运用,充分体现了中医学不仅是技术,更是一门技艺的特性。中医学传统的情志(心理)疗法在未来医学的发展中将大有可为。情志(心理)疗法曾经是、将来也一定还是中医学的优势。然而,在现代社会中,对人权、对患者隐私的保护和重视使一些较为极端的疗法(如欺骗、恐吓、激怒、引诱)很难实施。并且,由于情志疗法经济效益低、风险高,疗效难以量化评估等因素,使人们逐渐忽视了对这类诊疗手段的运用和深入研究。如何将这些极端的心理疗法加以转化、改进,使之在现代社会背景下同样具有可操作性,是一项极有价值的工作。

11. 释梦法

患者因对梦境过分担心而产生各种躯体疾病,医家在明确诊察其为心因性疾病时,详细剖析其梦,消除其对梦中出现事、物的错误看法,称之为"释梦法"。

中国是最早对梦进行研究的国家,古人认为梦与人未来祸福密切相关,所以热衷于释梦,常以梦卜吉凶,国人笃信之。今存有假托周公所作《周公解梦》一书,详以所梦之事、物一一对应现实生活。

与《周公解梦》的机械套用不同,历代医家的释梦是在望闻问切的基础上,对患者的家庭情况、社会地位、健康情况有了充分的了解后,针对患者的梦境做出合理的解释,这样才能深刻理解患者,取得良好的疗效。

梦作为一种生命现象,奥妙无穷,千百年来吸引着人类不懈探索,但至今依然无法完全解释梦形成的机制原理。现代研究证实,梦境中所形成的事件及场景源于人们已有的认知和记忆,其中记忆所包含的内容有视觉、听觉、触觉、感觉等各种感官活动。人们梦境中出现的几乎所有的元素都是基于记忆基础上的重构。

中华民族是一个善于内省的民族,同时普遍敬天信命,常常认为梦能够预示人的未来祸福的能力,自然对自己的梦备加关注,《周公解梦》就是其中的集大成者。《周公解梦》虽是古人探索梦的奥秘的记载,但其否认个体差异性的呆板套用,往往沦为荒诞不经。

历代医家一般具有良好的文化修养,不为前人学说所囿,在长期的临床实践中,发现梦的产生有生理、心理两个原因,所以不仅根据梦境治疗患者的躯体疾病,更关注其情志状态,赋予梦境合理的分析,纠正患者对梦中出现事、物的错误看法,可以说是一种身心同治。

释梦一般分为直接释梦和间接释梦，直接释梦是完全由医家剖析患者的梦境，释疑解惑消除患者的不安；间接释梦指患者自己或在医家的启发、指导下，对自己的梦境进行新的诠释，从而摆脱不良的情志状态。

梦的形成一般有心理和生理两个方面的原因，但人类依然无法清晰地解释梦形成的机制原理，所以在临床运用释梦法时必须十分谨慎。施用释梦法前，必须深入了解患者的生理情况、心理状态和内心欲望，做出必要的评估。施用释梦法时必须取得对方的信任，同时对患者固有的阐释模式要有充分的了解，这样才能有的放矢地让其消除疑心、建立新的认知。

12. 自我转移注意法

自我转移注意法常用于心身疾病患者的自我调摄，属于自我心理治疗一种。

自我转移注意法是患者自我诱导，主动将注意力从自身感觉转移到另一个客体或活动中，从而排遣情思，改变心志，以治疗由情志因素所引起疾病的一种心理疗法。

自我转移注意法仅可用于认知健全且有良好内省力者，文化程度低、易受暗示和自知力不全者不宜使用。

13. 行为疗法

《黄帝内经》曰："有诸形于内，必形于外"，人的身体内部有了病变，一定会在身体表面显现出来，当然，人的内在气质或思想境界也一定会在言行中表现出来。同样，人通过改变外在的行为，日积月累，也可内化后改变自己的认知和情绪状态。

行为疗法是基于实验心理学的研究成果，帮助患者消除或建立某种行为，从而达到治疗目的的一门医学技术。中医学虽无行为疗法一词，但中医学把各种心理病和躯体症状看成是异常行为，认为可以通过学习来调整和改造，以建立新的健康行为。

中医学情志疗法中的行为疗法十分丰富，常见的有习见习闻法（脱敏疗法）、矫正疗法、行为诱导法、行为满足法、冲击疗法等。

习见习闻法类似脱敏疗法，首先找出患者产生惊恐的原由，让其由弱至强或由远及近，逐渐重复接触有害刺激，逐渐松弛不良反应，最后消除恐惧，建立起习惯于接受有害刺激而不再敏感的正常行为，恢复身心健康。

矫正疗法就是对患者施以适当的惩罚，把症状和不愉快的体验结合起来，以矫正病态行为的方法。

行为诱导法指对患者进行行为诱导，以矫正变态行为。

行为满足法是满足患者的行为需要，解除致病因素。

冲击疗法指让患者置于其所恐惧的环境中或与恐惧的事物紧密接触，以迅速校正患者对恐怖、焦虑刺激的错误认识，并消除由这种刺激引发的习惯性恐怖、焦虑反应。

作为一门现代医学的医疗技术，行为疗法只有近百年的历史，它具有一个明显的特征：没有一个统一始终、连续贯通的理论模式。但具有行为疗法特点的疗法早已在中医临床中广泛运用。应该注意的是，行为满足法中的权宜法的使用须十分慎重，虽然该种谎言是出于善意，但一旦用之不当，反而会带来负面影响，造成旧病复发。如俞震所言，"*此所谓心病还将心药医也。昔有患贫而病者，医令人诡以财帛与之，遂愈。皆一时权宜之法。然一旦真情忽露，其病必发。不若以正理开导之，使豁然省悟，乃无反覆*"（《古今医案按·卷第六·癫狂按》）。冲击疗法在治疗前应向患者介绍冲击疗法的原理和过程，尤其是治疗中必须付出的痛苦代价，同时进行体格和精神检查，有心血管、内分泌疾病、癫痫、严重精神疾病者不得使用。

14. 认知行为疗法

旨在改变患者的认知——心理意象、观点信念和思维方式，以帮助患者克服情绪障碍和行为问题的方法称为"认知行为疗法"。这种方法是从行为矫正和行为治疗技术中发展而来。

认知行为疗法是 20 世纪 70 年代末才建立起来的心理治疗方法，但古代医案中却早已使用。

邝子元"*由翰林补外十余年矣，不得赐还，尝怅惘无聊，遂成心疾，每疾作，瓶昏瞆如梦，或发谵语，有时不作，无异平时*"（《名医类案·卷八·癫狂心疾》）。"怅惘"是指失意而呈神情恍惚貌。邝氏因长期在外做官远离家乡，出现精神情志的异常，经常神情恍惚。真空寺老僧确为得道之人，首先直接指出他"起于烦恼，生于妄想"的得病原因，并根据邝氏翰林的身份，运用其能被接受的语言，详细分析"过去妄想、见（通"现"）在妄想、未来妄想"的错误之处和"外感之欲、内生之欲"、"理障（用脑过度）、事障（事务繁忙）"的日常行为的危害，启发患者"昭见其妄"，意识到自己观念的错误和日常行为的不当，同时提供斩断念头、改变行为的方法，邝氏遵照执行，"*独处一室，扫空万缘，静坐月余，心疾如失*"。老僧的治疗与现代心理治疗的认知行为疗法不谋而合。

"知行合一"是中国传统文化的精髓，所以中医学高度重视心身关系的和谐，认为认知是行为和情感的基础，适应不良行为、情感与适应不良的认知密切相关。通过外显病态行为的矫正，的确可以减轻或消除某些心身疾病的症状，但如果没有认知的改变，疗效则会是暂时的，常会旧病复发。中医学主张改变患者关于自身的错误的思维方式和观念，并教会患者一些适应环境的技能，来帮助他们克服不良的情绪和行为，消除心身疾患。首先，在临床治疗中要帮助患者意识到自己的不良认知及其与情绪和行为障碍的关系；其次，应深入了解患者的思想，并帮助患者区分有益于健康的和无益于健康的认知，形成能较好地适应环境的新认知，要帮助患者掌握一些适应环境的技能，包括掌握如何运用新认知。

第九讲

和而不同

中医郁症与西医抑郁症

主讲人◎王庆其 王 振

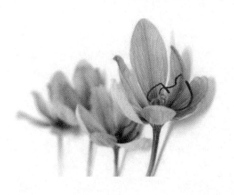

澄心
息虑

主讲人简介

　　王庆其，上海中医药大学终身教授、上海市名中医，享受国务院政府特殊津贴，全国名老中医学术经验传承导师，《辞海》中医学科主编等。培养博士、博士后、学术传承人40名。从事中医内科临床（消化系统与心身疾病）及《黄帝内经》教学50余年。担任50余部学术著作的主编、副主编，获上海中医药科技成果一等奖、中华中医药学会科技成果二等奖等。上海市教委中医心理名师工作室主持人。

　　王振，博士，主任医师，博士研究生导师，上海交通大学医学院附属精神卫生中心副院长。中华医学会精神医学分会CBT协作组委员，中国神经科学学会精神病学基础与临床分会强迫症研究者联盟副主席。长期从事强迫症、焦虑障碍、心理应激与创伤相关障碍及常见情绪问题的临床诊疗与病理机制研究工作。

王庆其：近十多年以来，我一直在关注抑郁症这一问题，主要基于两个原因：①2 500多年以前的中医经典《黄帝内经》中，有很多关于心身问题的精辟见解，引起我极大兴趣，这也是中国最早关于心理问题的记载；②在临床上，我发现大多数常见脾胃病患者中医药疗效甚好，一般疾病看数月就有较明显的疗效。临床发现，如果看数月效果不太理想的话，其中不少患者在不同程度上存在抑郁和焦虑等精神障碍问题。这一现象引起了我深深的思考。为什么？经查阅大量的中西医学文献后发现，以抑郁、焦虑为代表的精神障碍是导致脾胃病久治不愈的重要原因。当前精神因素与消化系统疾病的关系越来越受到消化科医师和精神科医师的关注。有的医院已经开设了"精神性消化疾病专科门诊"。现从中医学文献有关郁证的记载，联系现代医学中的抑郁症、焦虑症，结合临床谈一些体会，以求证于高明者。

一、"郁"与"郁证"

1. "郁"的概念范畴

中医学把"抑郁症"称为"郁证"。郁"字的内涵非常宽泛，从它本来的语义来看，"郁"有"淤滞不通"的含义。根据很多医学文献对郁、结、滞的解释。"郁"主要含义：①指中医的"病机"，即西医所称的"病理机制"，是表达疾病过程中，人体气血脏腑功能淤滞而不能畅通的状态。②一种是疾病概念，即中医的"郁病"，它是由情志抑郁导致气机郁滞为主要病机的一类病证。这两个含义既有联系也有区别，一个作为发病的病机，一个作为病证的概念。除此之外，还有一些其他含义，所以关于"郁"是指病机还是指病证，要根据其所处的语言环境而定，它们是相互联系的，具有"郁滞"这种病机的病证叫"郁证"。

《黄帝内经》《素问·六元正纪大论》讲到了"郁"。这是指运气中的"五郁"。"运气"是讲气的运动变化所产生的一些气候、气象现象。中医学把自然界中的一些大气物理现象归纳为六大元素，即：**风、寒、暑、湿、燥、火**，这六个字在正常情况下叫"六气"，实际上就是大气或者说气候、气象变化中的六大元素。夏天主暑气，热就是火热之气，春天主风就是风气，长夏雨水多则湿气比较重。这个气就是气的运动变化所产生的气候现象。

对于气的变化产生的各种各样的气候现象,中国古代采用"金、木、水、火、土"五行学说来解读。这时候"六气"纳入五行中就变成"寒、暑、燥、湿、风"五个了。比如:风属木,寒属水,燥属金,暑、热属火等。因为这六种气象元素之间具有相生相克的关系,五行之间也是相生相克的关系。相生就是木火土金水,相克叫木土水火金:**木生火,火生土,土生金,金生水,水生木;木克土,土克水,水克火,火克金,金克木**。说明自然界五个元素之间相互资生又相互制约的关系。这是中国古代的一种哲学思想,渗透到中医学领域,用来解读致病原因。

比如木和土,木代表风,土代表湿,风气大了,木旺就要克土。在自然界中,如当天下雨,地上很湿,虽然没有太阳,但是风很大,一吹地都干了,就叫木胜土。老百姓经常讲"世间的事物是一物降一物的",其实就是讲事物间相克的关系。"郁"就像一种反常的气候,郁到了一定程度,它就会反抗,这也是作用与反作用的关系。

运气中有"五郁"之说,具体来讲,是指土郁、木郁、金郁、火郁和水郁。土郁就是受到了木气的压制,木郁就是受到了金气的压制,即燥气的压制;金郁就是受到了火的压制,依此类推。这也是中国人的一种思维方式呈现,用相生相克的规律来解读自然界的气候变化现象。

在五郁的情况下,反常的气候变化必然会出现相应的流行病或者多发病。比如,土郁说明湿度很大,湿度大了会引起很多种疾病,严重的可以引起关节炎,引起水肿,甚至会引起脾胃疾病。在潮湿的天气,人们的胃口不太好,这是因为气压很大,影响脾胃的消化能力,吃饭没味道,肚子胀胀的不想吃饭,这是因为湿气太盛,导致人脾胃运化功能不好,没有食欲。对此,中医学认为要健脾化湿。那如何知道是"湿"呢?中医学临床上有两个依据:一是气候的变化;二是观察舌苔、脉搏及其他关于湿困脾胃的临床表现。

具体来讲,"郁"就是指气候、气象变化中的一个现象。

2. 广义的"郁"

广义的郁,涉及人的生理病理,包括外邪和内伤。中医学把所有的致病因素分为三类:第一类是外邪,是指异常的气候变化侵犯人体,叫外邪;第二类是内伤,是指情志的变化,多由强烈的精神创伤或社会压力所造成的疾病,叫作内伤,也可称其为内因;第三类是不内外因素,即饮食劳倦过度等,这三种致病因素,导致了气血的郁而不畅,即为广义的郁症。

元代医学家朱丹溪曾说:"*气血冲和,百病不生。一有怫郁,诸病生焉。*"中医学认为人体是由气血构成的,气血是维持人体生命活动的一个基本物质,在人体中是不停地运行的。一个人为什么有生命活力？因为气血的运行是使我们生命充满活力、具有抵抗疾病能力的一个重要因素,所以"**气血冲和,百病不生**"。通俗地讲,就是气血运行非常和畅,疾病就不会发生。"**一有怫郁,诸病生焉**",就是说如果有内伤和外邪等致病因素,导致气血运行不通畅,那么各种疾病就容易发生。"**故人身诸病,多生于郁**"。从这个意义上讲,所有的内外因素都会导致气血运行不畅,从而致郁。所以这是广义的郁。比如冠状动脉堵塞症状,如果堵塞75％以上,就可能发生心绞痛,这就是"**通而不畅**";如果完全不通,就是心肌梗死。这里的"通而不畅"就是发生病变了,"**完全不通**"就有性命之忧。所以中医学把"郁"视作百病之源,认为所有的疾病都离不开气血的郁滞不畅。

具体到抑郁症,可以把古人的这句话进一步拓展。比如有人患抑郁症,其实就是由于情志不畅或者先天的人格缺陷所致,此外,临床上由于抑郁产生的一些其他的疾病,比如心脏病、高血压、糖尿病、神经症等,实际上都属于心身疾病。心身疾病就是心理因素引起的躯体疾病,典型的躯体疾病包括高血压、冠心病、神经性皮炎、哮喘、风湿性关节炎、类风湿关节炎等,如今癌症也已纳入到心身疾病的范畴,硬皮病、强直性脊柱炎都是抑郁症的伴发症状,因此中医学所讲的广义的郁证其实际范围远远超过了传统的功能性的紊乱导致的郁证,已经不是气候的因素,而是涉及许多疾病了。

（1）清代《张氏医通》中有所记载的**七情引起的郁症**。由情志因素导致的郁证叫七情郁证,又叫做"**内郁**"。因为情志是由内而发的,如果郁而不畅就会导致疾病的发生。比如"敢怒而不敢言",心里恼怒,但是没有发泄出来,郁滞于脏腑气血,从而对身体造成较大的伤害,这种现象称为"**怒郁**",忧郁也是如此,心里很凄苦,但是没有办法说出来,从而变成一个由忧思过度导致的疾病。其他各种郁症的发病机制也是如此。在临床中,七情郁证就是由于情志不能舒展、不能宣泄而导致的一种抑郁症。

（2）清代《张氏医通》记载的**六气郁症**。由于风、寒、暑、湿、燥、火等六气而导致的病证叫作六气郁证。比如天气比较潮湿,气压低,本身有脾胃病,就很可能吃饭没有胃口,四肢困顿沉重,老想睡觉,这个叫"**湿郁**",就是由自然气候中的湿侵犯了脾胃所致,中医学临床上可以用化湿开郁的方式来治疗。

（3）元代朱丹溪所著《丹溪心法》里记载的**六郁证**。包括气郁、热郁、痰郁、湿郁、血郁和食郁,多为内伤、气候因素、饮食及其他病因所致。朱丹溪发明了六郁汤、越鞠丸,非常有名,这两个方子对六郁证的治疗非常有疗效。

(4) 明代孙一奎《赤水玄珠》所记载的**五脏郁证**。五脏是心、肝、脾、肺、肾,是人体的脏腑组织,五脏具有独特的生理功能,其生理活动是一个动态的过程,不会瘀滞不动。比如说心脏,它是循环系统的一个器官,要不停地运行,如果郁滞的话,那么就会发生心绞痛,轻的可能是心律紊乱,严重的就会发生心肌梗死,这就是"**心郁**"。肝郁就是心里不开心,肝气不通畅,吃饭没有味道。比如,某日某人因为家里面有点矛盾,夫妻争吵了几句,心里耿耿于怀,那么在中医学上就叫作肝气郁结,称作"**肝郁**"。如果夫妻吵架过两天就好了,那么肝郁就好了;如果不高兴的情绪拖延半年,那就可能变成抑郁症了。

以上几个方面是从不同的角度对抑郁症下的定义,可以把它们概括起来称为广义的郁证,这是中医历代名医所树立的观点,对于中医临床辨证具有重要的指导价值,它们从不同的角度来讨论郁证,不完属于西医讲的抑郁症的范畴。

3. 狭义的"郁"

狭义的郁症与西医所讲的抑郁症相类似,指由于情志不舒、气机郁滞而引起的,以心情抑郁、情绪不宁、胸部满闷、胁肋胀痛为主要临床表现的病证。这与西医讲的抑郁症不完全一样。西医对抑郁症有一定的标准,而中医讲的郁证条件相对比较宽泛,概念比较模糊笼统。

二、忧郁与抑郁症

忧郁是一种情绪。在现代心理学中,情绪是人对事物态度的体验,是人类需要得到满足与否的一个反映。这种情绪是一个短暂的反映。比如,某日某人想去买一件东西,这个东西他非常喜欢,但没有买到,所以心里有点忧郁,但这是不是抑郁症呢? 不是,这是忧郁情绪,是短暂的,过了两天就好了,或者买到了就不忧郁了。这是一种非常短暂的体验,它是以自己的欲望能不能满足为前提。

情绪分为两类,一类是正面的情绪,一类是负面的情绪,忧郁是一种负面的情绪。无论正面情绪还是负面情绪,都是以人对客观事物是否符合自己需要所产生的体验。俗话说,有什么样的世界观就有什么样的需求和欲望;有什么样的需求和欲望,就会产生什么样的行为方式。如果这些需求和欲望得不到满足,就会产生相应的反应。所以我们要明白,忧郁是一种负面的情绪,长期存在这种负面的情绪,中医学认为属于内伤的一种致病因素。这一点中西医的看法是一致的。

西医中的抑郁症有一系列的症候群，是以显著而持久的心境低落为特征的认知三联征，就是消极地看待自我、环境和未来。抑郁症主要表现在4个方面。

（1）情感低落。情绪跟情感不一样的。情绪是一种短暂的自我体验，情感是一种长期的，或者基本固定的一种感觉。抑郁症的症状多表现为对周围的事物不感兴趣，终日闷闷不乐，自感一切不如人，常有无用感、无希望感、无助感、无价值感。根据临床观察，40％的患者都有这样的临床表现。

（2）思维迟缓。患者临床表现为语言减少，语速减慢，自觉脑子好像是"生了锈"或像"涂了一层粥糊"一样开不动了。

（3）意志活动减退。患者临床表现为行为减慢，生活被动、疏懒，不想做事，不愿和人交往，常一个人非常孤独地独处一旁。

（4）上述症状持续半年以上没有缓解就考虑属于抑郁症。如果没有这一特征，充其量就是忧郁的情绪，不能算是抑郁症。

显然，西医上抑郁症的病因和临床表现，跟中医的定义不一样。中医学比较笼统，不能完全量化，条理不是非常清晰。按照西医的观点，抑郁症包括情感性精神病抑郁症、抑郁性神经症、反应性抑郁症和更年期抑郁症。这实际上是从不同的年龄、不同的临床表现、不同的发病原因来区分的。在精神医学里面，常见的抑郁症就是这4类。

狭义的抑郁症是指情感性精神病抑郁症，或者叫内源性、内因性的抑郁症。体内某些生化物质（如5-羟色胺）长期降低的人，容易得内源性的抑郁症，这也是常规所指的抑郁症。西医临床上对抑郁症并没有细分，因为其治疗的方法是相同的，所以临床上一般不再细化。从精神病医院来讲，需要分细一点，诊断到底是什么原因引起的抑郁症，因为治疗的方法有所区别，不完全一样。

根据世界卫生组织统计，全球抑郁症发病率约为11％，大概有3.4亿人患抑郁症，所以现在抑郁症已经成为继心血管病、脑血管病、癌症之后的世界第四大疾病。曾有报道说"抑郁症是心灵的感冒"，但我觉得这个说法不够准确，因为感冒可以自愈，但抑郁症不大可能自愈。当今社会，抑郁症的发病率越来越高，主要有两个原因：第一，市场经济社会是竞争的社会，而这种竞争主要是利益的竞争。在这种竞争中，有的人会成功，有的人会失败，无论成功或不成功都会承担精神压力，如果处理不好其中有些人心理失衡就可能会产生精神障碍，变生抑郁症；第二，即使人们安居乐业，生活很富裕，但如果没有充实的精神生活，缺乏精神卫生常识，也容易产生心理障碍。我在《解放日报》曾上看到一篇文章,它的标题叫《空虚》,是上海的一位旅美作家写的。文章不长,但其中一句话让人印象深刻:"最可怕的是样样都不缺的人",因为样样都不缺的人往往没有精神追求,实际上内心世界很空虚,空虚就是没有追求,没有追求就会无聊,无聊就会使灵魂生锈,接下来就可能发生忧郁。所以人缺少一点东西反而好,缺少一点东西可以让人们有所追求。比如某人想买汽车,省吃俭用,夫妻两个存一点钱,这个月存2 000元,下个月存2 000元,这个过程是非常幸福的,因为有了一个目标:买车子,他一般不会得抑郁症。如果汽车买好了,别墅又买好了,儿子也长大考上了大学,他可能什么追求都没有了,没有了追求,心里空虚了,最终反而会忧郁。

我曾碰到一位全职太太,家庭条件很好,但就是睡不好。问她想什么?她说什么都不想,她很自豪地讲述,有别墅、有宝马汽车,儿子也考上了美国哈佛大学。平时没事干,于是就开始胡思乱想,结果她失眠了,久而久之就忧郁了。所以,没有追求的人,也是当今社会当中产生的一些新现象。过去中国穷,穷就不一定会忧郁,因为穷则思变就会努力奋斗。无所事事所导致的忧郁成为当今社会面临的一个新问题。

抑郁症最可怕的不是抑郁症本身,而是部分患抑郁症的人有自杀的倾向。我虽然不是精神科医师,但是临床中常见有自杀倾向的患者。我临床主要从事中医药治疗消化系疾病工作,发现有些消化病患者,屡治无效的人往往伴有精神障碍。后来买到一本书,内容讲消化系统心身病症的基础与临床研究。它是从西医的角度阐述,我看了以后很受启发,发现要治好消化系统疾病,如果消化科医师不懂得如何处理患者的抑郁和焦虑问题,疗效肯定不尽如人意。中国的抑郁症发病人数目前已经超过9 000万人,女性多于男性。《黄帝内经》中讲,女性的气质严格来讲是"气有余"。这个气不是元气,是邪气,是不正之气。尤其是女性到了更年期,因为一点小事情常常会失眠,老是心情不愉快。2 500余年以前的《黄帝内经》就观察到女性容易生气,容易肝气郁结,实属难能可贵。

三、抑郁症与焦虑症

抑郁症与焦虑症有时容易混淆,根据精神病学记载,抑郁症心理背景下出现焦虑的可能性是60%,有报道30%～90%的抑郁症可能并发焦虑,患者往往开始时是抑郁,后来就发展为抑郁和焦虑同时并存。

根据精神病学治疗指南，既有抑郁症又有焦虑的患者，首先应诊断为抑郁症。中医学没有抑郁症这一病证，也没有明确提出焦虑症，认为焦虑症是在抑郁症基础上的一个病证。那么什么叫焦虑呢？焦虑就是广泛性、持续性的焦虑，以反复发作的惊恐不安为主要临床表现的神经性障碍。根据我的理解，焦虑和恐惧不一样，恐惧是对已经发生的事情的担心和惧怕，而焦虑是对即将发生或者没有发生，或者根本不会发生的事情的担忧。"杞人忧天"这一成语就是典型的焦虑症的表现，即对客观上并不存在的危险的一种担忧。关于焦虑症的发生率，在 20 世纪 80 年代是 $1\%\sim2\%$，现在是 13%。

同样，焦虑情绪跟焦虑症是两个不同的概念，焦虑情绪是一种内心的紧张不安，是预感到似乎将要发生某种不利情况而又难于应付的不愉快情绪。比如有年轻医师在和患者谈话时不注意，说萎缩性胃炎患者容易发生癌前病变，这种讲法原则上不一定错，但是老百姓往往不理解，以为萎缩性胃炎癌前病变就是癌症，于是就开始恐惧、焦虑，但实际上并没有发生癌症，正常情况下萎缩性胃炎的癌变率只有 $1\%\sim3\%$。

适度的焦虑对人是有益的，它可以让个体做好应对的准备，调整自己的行为，这是人类适应环境变化的一种本能。这也是日常所讲的"人应该有忧患意识"。比如，目前中医学跟西医的竞争很厉害，主要是对医疗市场的竞争。如果中医没有制定良好的政策，那么作为主流的西方医学必然逐渐把中医学的领域逐个占领，那中医的生存就会愈来愈困难。所以中医学要有忧患意识。这是适度的焦虑，对中医学的生存发展是有好处的，但这种焦虑绝不会引起焦虑症，恰恰是一种积极的、上进的、有益于健康的、有益于中医学自身行为的一种情绪。焦虑症主要包括以下表现。

（1）焦虑与烦恼。这是指对于客观上并不存在的某种危险或者坏的结局，过分担心、紧张、惶恐不安、过分警惕、难以入睡、容易激惹。这种情况较常见，最典型的比如哮喘、心脏神经官能症、胃肠神经官能症等，都包含不同程度的焦虑。这也是为什么脾胃病与心理因素有关，而心理因素中则与焦虑有关。

（2）运动性坐立不安。比如说搓手顿足、来回走动、紧张不安、不能静坐、手指震颤或者自感战栗。

（3）自主神经功能亢进，表现为心悸、气急、头昏晕、口干、多汗、尿频尿急、面部发红、吞咽梗死感、胃部不适、腹泻、性功能障碍等。最典型的就是尿频，还有功能性的一种肠激惹综合征是典型的自主神经功能亢进：腹痛、腹泻，是典型的伴有焦虑症。与抑郁症一样,焦虑症也必须要持续6个月以上,如果一两个礼拜就好了,充其量就是焦虑情绪,而且可能是积极的,同时,焦虑症可见于多种精神障碍,比如抑郁症、精神分裂症、强迫症、恐怖症、神经衰弱等。

关于抑郁症、焦虑症的区别,除了以上特征以外,还要再进一步分析,抓住它们的要点:

(1)抑郁症的特点是情绪低落,而焦虑症的特点是紧张、恐慌。

(2)在临床表现方面,抑郁症是悲伤、无助、绝望、自责、无兴趣,焦虑症是难以平息的恐惧和担心。

(3)抑郁症可以伴发焦虑症,也可以同时伴有糖尿病、癌症、心脏病等,而焦虑症也可以伴发抑郁障碍,包括其他的偏头痛、心脏病、功能性胃肠病等。这两者往往是互为因果的,往往是先抑郁再焦虑,抑郁、焦虑并存,这种情况占到60%以上。

(4)从诊断方面来说,抑郁症关注过去,对已经发生的事感到非常自责和悲哀,认定未来比过去更差。比如,同学聚会,大家许多年没有见面,互相寒暄,很高兴。而一个得抑郁症的人却会说世界没有不散的宴席,总是从坏的方面去想事情。焦虑症是关注未来,对将要发生或者根本不会发生的事情感到极度担心,努力回避危险。

(5)生活状态方面,抑郁症患者常常静默,有睡眠障碍,思想不集中,反应慢,有自杀倾向。焦虑症患者常影响他人,受某些固执的想法干扰,烦躁、多汗、过度换气等。

从中医学角度讲,《黄帝内经》有"阴静阳躁"之说,根据临床特征,我们可以把抑郁症归属于阴证,临床表现为抑郁、静默、内向、不爱动;把焦虑症当作阳证,其临床表现为焦虑、兴奋、烦躁、亢进。所以对于抑郁症和焦虑症,中医学的理解是,一个是偏阴证,一个是偏阳证。

四、抑郁的形成

1. 形成原因

(1)体质因素。中医学体质学说中有一种气郁体质。这个体质,用西医的话讲,属于抑郁质,是人的先天人格缺陷,与先天因素有关。中医学认为"诸郁,脏气病也,其原本于思虑过深,更兼脏器弱,故六郁之病生焉。"

所谓脏气病就是先天的脏气导致的抑郁症,这种病是天生的,源于父母的遗传，其心理特征是：性格内向、不稳定，忧郁脆弱，敏感多疑，烦闷不乐，多愁善感，对凡事缺少兴趣。临床表现与抑郁质非常相似。其生理特征是：形态消瘦，忧郁貌，没有活力，胸胁涨满，走窜作痛，爱叹气，喉咙有异物感，食欲缺乏，健忘，舌苔淡红，脉弦细，这些都是从中医学角度来表述气郁体质的表现特点。这种体质的人容易得抑郁症，不喜欢阴雨天，一遇到阴雨天，胸口特别闷，心情特别不愉快。虽然抑郁症不属于遗传病，但是它跟家族史有密切的关系。有人统计过，抑郁症患者中有精神病家族史的达到 $30\% \sim 41.8\%$。抑郁症患者的亲属中患该病的概率远远高于一般人，约为常人的 $10 \sim 30$ 倍。我经常碰到伴有抑郁症状的消化病的患者，当问及患者的爸爸妈妈中有没有精神病史或者有没有抑郁、焦虑的情况，很多人都回答说有。人体中去甲肾上腺素活动增高的时候容易狂躁，降低的时候就容易抑郁。那么增高的时候就是中医学讲的阳证，降低的时候就是中医学讲的阴证。所以通过临床进一步研究发现，如果要减轻患者的抑郁症，那就要温肾补阳。

近年来，一些新出版的医书给了我很多启发，当治疗消化病伴有抑郁症的患者时，我会在疏肝解郁的同时加入通阳和温阳的药物，主要用来温肾阳，这类药能够增加去甲肾上腺素的分泌，其实这也是中西医结合的结果。

（2）社会心理因素。即生活事件，或者说生活当中一种不良的际遇。西医把人格的缺陷叫内因，把社会心理因素当作外因；而中医学把社会心理因素当作内因，这是中西医两种医学的不同点。

实际上，中西医有汇通的地方，中医学郁证成因中涉及两个概念：因郁致病和因病致郁。所谓因郁致病，就是由社会心理因素，包括各种重大生活事件，或长期的不愉快的情感体验，导致了郁证，这是因郁致病。这是一种功能性的精神障碍。所谓因病致郁，是明代的医学家张景岳提出来的，临床中许多患者因为躯体疾病，比如说脑卒中(中风)、心脏病、癌症、糖尿病，或者以上所讲到的胃病、肠胃病的癌前病变、口腔咽部的癌前病变等，久而久之，患者对疾病产生了恐惧、抑郁，慢慢变成抑郁症，或者抑郁、焦虑并存的症状，这叫因病致郁。

西医中精神病分为两大类：一类是功能性精神病，属原发性精神障碍；另一类是继发性精神病，就是躯体疾病导致的精神障碍。比如血管性痴呆，是先有血管性疾病，如脑出血、脑梗死等，发病后导致的血管性痴呆。按照中医学的理念，这就是因病致郁，而西医分类中就是躯体疾病导致的精神障碍。

西医的分类正好与张景岳所讲的因郁致病和因病致郁的分类不谋而合。张氏能够在几百年前就发现了这样一个发病的规律，应该说非常不容易，也非常难得。

下文我从中医学角度来进一步分析抑郁症和焦虑症的阴阳属性：中医学认为"阴静阳躁"，动与静是一对矛盾，阴主静，阳主动。抑郁症偏于静，偏于内向性，属于阴证；而焦虑症偏于兴奋、烦躁、躁动，属于阳证。

清代何汝羹所著《伤寒原旨》中说："阴不交于阳则阳亢，阳不交于阴则阴凝"。阴阳之间要互相交流沟通，才能够维护阴阳平和。在精神医学里面，就有阴证和阳证之分。同样是精神分裂症，狂躁型的属于阳证，相对比较安静的属于阴证，这个观点与中医学的认识有相似之处。那么把抑郁症和焦虑症也按这种观点去分析，抑郁症属于阴证，焦虑症偏于阳证，这是从证候学来分析的，之所以这样分类，是因为抑郁症是三低症状，表现为情绪抑郁、思维迟钝、行为减少。进一步分析它的发病机制，抑郁属于木、属于肝。根据中医学的五行学说，金木水火土中的木，对应肝心脾肺肾五脏中的肝。肝气是要舒展条达的，肝气如果郁积不畅，郁久就可能会变生抑郁症，治疗时需要疏肝利气活血。因为肝是藏血之脏，如果肝脏血流不畅，瘀阻肝络，就会出现肝功能损害，日久演变为肝硬化。中医学文献说，"人卧则血归于肝，人行则血流于诸经"。人在晚上睡觉的时候，血藏于肝脏；人活动的时候，血则从肝脏流往全身。这是个动态的过程，肝脏的血是流动的过程，所以中医学临床上针对肝郁气滞应该用疏肝利气活血来治疗肝病。上海中医药大学肝病研究所创制的治疗肝硬化的经验方药扶正化瘀胶囊，主要效用是疏肝养肝化瘀散结。

焦虑症属于阳证，它的三个主症：焦虑紧张、运动性不安和自主神经功能亢进，这些都属于中医所说的阳证。抑郁症属于肝木，焦虑症是属于火。火是热的，火性上炎，人火旺后脸会变得通红。焦虑症属于火，所以表现为兴奋、烦躁、亢奋。中医学认为，火分为君火和相火。什么叫君火呢？因为心属于火，所以心火叫君火。在心、肝、脾、肺、肾五脏中，心主宰、管理五脏六腑的生理功能。如果阳气不足，就会心血瘀阻，严重者可能发生心肌梗死。所以对于心肌梗死的患者，治疗时应温阳、活血、散寒。阳气旺则血脉流通。为什么冬天心肌梗死的人多？就是因为冬天阳气不足、再加上老年人元阳不足，所以常手脚冰凉，到半夜的时候，阳气虚了，火气不足，导致血管流动缓慢，不通则痛，严重者不通则死。所以治疗心肌梗死，就是要温阳活血。正因为这种理念，中医研制的麝香保心丸中就有活血化瘀、芳香通窍的成分，主要作用是通窍活血。

火也分虚火和实火。肝肾阴虚的人，可以引起火旺，此火属虚火；另外一种情况，比如人们感冒发烧，得了肺炎，体温高到近40℃，这就是实火。西医应用抗生素抗炎，而中医则应用中药清泻实火。还有的人，阴虚、口干舌燥、大便干结、手心发烫、脸发红，自感很热还出汗，此属阴虚火旺，治疗应养阴清火。这个理论似乎很抽象，但是按此法辨证论治患者就好了，说明是有道理的。有体温就是有热，有热就是有火。对于虚火，西药中的抗生素没有作用，中医则用养阴降火，患者可以康复。

2. 郁证的病机

郁证主要关系到肝，因为肝属木。抑郁症患者肝气郁结不畅，痰气容易凝聚，蒙蔽清阳，神气抑郁，所以就没有精神，想瞌睡。焦虑症的火有 3 种情况：第一种是肝郁化火；第二种是肝肾阴虚，阴虚火旺；第三种是心肾不交，因为心属于心火，肾属于水，水和火应该要阴阳平衡的，阴阳不平衡、心肾不交，就表现为失眠、烦躁、焦虑不安。所以焦虑症的诊断有 3 种情况：①偏于肝火；②偏于阴虚火旺；③偏于心肾不交。这个病机最终要落实到治疗。

3. 郁症的治疗

对于抑郁症，中医的治疗思路就是要疏肝、利气、化痰、通阳、开郁。疏肝利气可用逍遥散。逍遥散，顾名思义就是通过疏肝解郁，让人舒服"逍遥"。也可以用柴胡疏肝散、温胆汤等，我在临床中经常加桂枝、细辛、仙灵脾，旨在疏肝解郁的基础上，通阳解郁，可以改善症状，提高疗效。

焦虑症的病机集中在火，治疗时要清火。如属肝郁化火，治疗可用丹栀逍遥散和知柏逍遥散（即逍遥散加知母、黄柏）。如果肝肾阴虚火旺，可用知柏地黄丸、大补阴丸等。学西医的医师如果学一点中医学，那也就会开中成药。如果属于心肾不交，可用黄连阿胶鸡子黄汤。鸡子黄就是蛋黄，专门治疗心肾不交、失眠、烦躁和焦虑，有一定疗效。

另外，我再介绍一个食疗简方，叫"解郁忘忧汤"。方中有金针菜，就是黄花菜，中医学叫忘忧草。之所以叫"忘忧草"是因为吃了金针菜会忘记烦恼和忧愁，加 3 种花，合欢花、玫瑰花、代代花，花有疏肝利气的作用，再加莲子心，因为莲子心有点苦，所以可少用点，每剂以 3 g 为宜，还有百合、红枣、甘草，每天煎成 150 ml，一日两次。如果有抑郁症的患者，可以用这个作为辅助疗法，可以吃上一两个月，当食疗方，也可以作为点心，也可以当作一个改善症状的简方。

还介绍一个泡脚的方作为一种辅助疗法。用当归、红花、石菖蒲、珍珠母、肉桂、黄连，煎汤以后每天临睡前泡脚，水温在 30～45℃，泡泡脚有助于睡眠。无论是抑郁症还是焦虑症，都可能有失眠，很少有抑郁症和焦虑症不失眠的，大概 90% 的患者都会失眠，所以这个方法可以作为辅助，改善睡眠。

五、抑郁症的心理治疗

清代中医文献《类证治裁》说凡是"**怀抱不舒、遭遇不遂，以及怨旷积想在心，不能排解，种种郁念，各推其原以治之**"，强调心理疗法。其中还说："**若不能怡情放怀，至积郁成劳，草木无能为挽矣。**"就是说由忧郁焦虑引起的疾病，仅用草药往往效果不理想。"**岂可借合欢捐忿，萱草忘忧也哉**"，就是说由心理因素引起的疾病，仅仅用合欢和忘忧草也是没用的。

心理疗法可以遵循以下三个原则：

（1）倾听的原则。医师无论是辅导抑郁症、焦虑症患者还是其他患有类似症状的内科疾病患者，都要耐心听完患者的陈述，临床诊治时常见患者拿出一张纸来，把自己的症状都记在纸上，因为他（她）对医生寄予了很大的期望，生怕遗漏或忘记了。每当我看到这类患者，总是感到很惭愧，所以作为医务人员我们没有理由不听完他的陈述，因为患者陈述的过程就是其宣泄情绪的过程。所以医师不管多忙，一定要秉持耐心倾听的原则，对患者要耐心、真诚。

（2）帮助的原则。虽然医师不可能完全治好患者所有的病，但是应该帮助患者调整不正确的认知方式。医师可以告诉患者哪些想法是对的，哪些想法是不太正确的。比如有患者问是不是有萎缩性胃炎就一定会得胃癌，我就跟他解释：你这个想法不科学，我看消化病几十年了，各种各样的胃病都碰到过，还看了很多中外医学文献，萎缩性胃炎变化成癌症的可能性只有 1‰～3‰，你放心好了。我们要帮助患者改变不正确的认知方式，临床上胃病出现肠腺化生、异型增生，3 个"＋"以上才做手术治疗，一般 2 个"＋"的情况先进行保守治疗，对于这种患者中医学还是有一些有效治疗手段的，通过认真解释，消除患者的焦虑。

（3）肯定的原则。这一原则过去叫"保证的原则"，我觉得不大准确，所以叫"肯定的原则"。作为医师，不要这样讲："你这个病我保证治好"，而应用肯定的口气告诉患者："你这个病目前并无恶变的证据，经过合理的治疗会逐渐好转的"。要帮助患者树立自尊和自信，自信包括对治疗的自信心、对生活的自信心，对于碰到的各种各样的事情，要有自信，要求患者跟医师配合，不要胡思乱想。举一个实例，曾有一个医师和萎缩性胃炎患者谈话时不注意，说"你这病要变癌症的"，患者听了后一个晚上没睡着，第二天患者见到我便嚎啕大哭，担心治不好了。经过我多次耐心的安慰、劝导以后，她才慢慢释怀，可以睡眠了。睡眠好了，抑郁、焦虑的情绪减轻了，症状也逐步改善。心理治疗不能一蹴而就，要举一反三。

得了抑郁症或焦虑症的患者，还有一些方面需要注意。

第一，要有事做。因为没有事做就没有精神寄托。经常有患者问我，说"您七十多岁身体那么好，有什么秘诀？"我说："你想不想听我的养生之道？"患者竖起耳朵听了。我说："我忙着没有空生病。因为我有事情做，有精神寄托，没有工夫生病，我的全部精力都放在临床上，放在培养学生上。没事做就会内心空虚无聊，就可能产生抑郁和焦虑。"

第二，要与人交往，避免孤独感。人起码要有一样爱好，要老有所乐。以我为例，尽管平时很忙，但还是会抽空练练书法，其实练书法并不是为了当书法家，而是为了养生，调节心情。易中天教授曾经说："人读书有两种动机，一是为谋生而读书，二是为谋心而读书。"如果说工作为了谋生，那么学习书法是为了谋心，合理安排工作与业余爱好，那么身心得以和谐康泰。

第三，要坚持服药、定期检查。到我这里来看病的，很多人都已经看过心理咨询科了，我的处理方法是：让患者已用的西药不能轻易停服，也不能轻易减量，要遵医嘱；还要请专科医师定期复查。

最后十分重要的是，应该让患者养成良好的生活习惯。很多人抑郁、焦虑症患者因为生活作息没有规律，也不懂得精神卫生，所以导致疾病不容易康复。在临床中，我曾遇见一个抑郁症患者，他得抑郁症 6 年，长期吃抗抑郁和焦虑的西药。在两年以前，他割腕自杀，后被抢救过来，但焦虑抑郁的症状还是很严重，同时还患有胃病，但并不严重。我给他用逍遥散、柴胡疏肝散加知柏等加减，服药 1 年多，再加上精神治疗，症状逐渐改善，现在精神科医生把他的西药用量减了一半。目前，一个晚上可以睡 8 个小时，精神情绪非常稳定，肠胃病逐渐好转。抑郁症基本控制。我让他中药吃一段时间停一停，西药在精神科医师指导下逐步减量。我经常用这个办法，令很多患者取得了比较好的效果。

主持人：我们谢谢王庆其老师，一个半小时讲了这么丰富的内容。除了把中医学相关的内容，非常认真地呈现给大家以外，我们也特别希望能够邀请到其他专家一起来相互对话，进行思想上的碰撞。所以我们今天很荣幸地请到了王振老师来给我们从西医的角度讲一下抑郁症。

王振：刚才王庆其老师主要从中医的角度讲了郁症，现在我从西医的角度谈一谈抑郁症。

刚才王庆其老师讲的时候，我觉得他是一个很好的中医大家，也是一个合格的心理工作者，只不过没有用所谓的"现代科学的术语"来做这件事情而已。一个好的精神科医师不一定是好的心理医师。精神科里面大致也有两大派系：一个是纯生物的，一个是生物心理兼顾的。虽然我们不断地讲，现在所谓的纯生物医学模式要改，但是在实际操作中，真正能够按照这个要求去做事情的人还是比较少，尤其是在中国医疗人员不足的情况下。星期六的时候，我接待了一个从美国来的研究伦理问题的教授。他在和我沟通的时候，问我："你在中国做精神科医师，和你在美国做医师，你觉得区别在哪里？"我说显而易见的区别在于，在中国一上午可能要诊治30多个患者，而在美国只需看三四个患者。在中国现在的情况下，我们讲整体的医学模式非常困难，但是想要做好一名精神科医师，可以"中西结合"，因为中医学就是一个身心合一的医学。比如，我特别想了解在中医学里面有哪些内容是讲情绪问题的。刚才王庆其老师讲的内容，至少告诉我们中医学其实对心理治疗和咨询有很多的关注。我个人认为，是能够在中医学里面找到一些关于心理疾病的治疗方法的。我原来研究焦虑障碍，特别想找中医学的理论支持我们焦虑障碍的研究或者是我们的临床工作。中国的抑郁症和美国的抑郁症，从生物学角度看，差别不大，但这块受文化影响很大。我们有很多的中外的对比研究，发现躯体化症状明显比西方多，这个很有意思。虽然抑郁症理论上应该看精神科医师或心理科医师，但40％以上的患者直接去看了中医和内科，而没有去看精神科。

在消化科、心内科、神经内科就诊的患者当中，有30％～35％是完全符合焦虑症和抑郁症的患者。如果医师告诉他精神有问题，他可能会控告这个医师。还有刚才讲的那个"上火"，我对上火特别关注，但我找不到理论支撑。我认为，它可能类似于焦虑，包括我们日常的"上火牙疼"，如果没有感染，到西医检查不出有什么问题。我在美国待了两年，如果我给他们解释上火，那怎么解释？在西医里找不到对应的概念，但是在心理科应该能解释的，就是把我们的心理学跟中医结合起来。中医学做上火的研究特别有意义，也特别有意思，我觉得可以请教一下他们，看他们研究出来到底是什么原因。上火可能跟人们的内分泌有关系，而不是细菌感染的炎症。所以我演讲的大部分内容，王庆其教授之前已经讲过了，有些重复内容我就跳过去。

现在我们就从西医的角度来看看抑郁症。最早的时候，抑郁症被翻译成忧郁症，这是由于在老百姓的日常生活中，经常用"忧郁"这个词；后来才翻译成"抑郁症"，我觉得特别准确。"抑郁症"这三个字可以理解为两个词，如果理解成两个并列的字的话，抑就是压抑，郁就是忧郁。抑郁症里面不单单是有忧郁，还有压抑存在。忧郁是一种状态，压抑体现一个过程。如果一个人的所有活动都得到压制，那他的兴趣就提不起来，他的生理本能的活动也就都提不起来。所以，可以把抑郁症列为两个并行的名字：一个抑，一个郁。

中文对"郁"的解释也包含两个意思：一个是抑郁，还有一个是繁茂。这个病证是抑制所有繁茂和生机勃勃的东西，所以叫抑郁。当时翻译者可能并没有去这么刻意地解释，但是现在来看，前人翻译成这个词非常好，这比抑郁症更形象、更丰满。

下面我从西医的角度来阐述抑郁症，就按照我们教科书的形式，有四大块内容。

一、抑郁症的定义

什么是抑郁症？我先举几个典型的例子。

例1：戴安娜。大家知道，她的抑郁症很明显，曾经有4次明确的抑郁发作。这是她自己写的话，"你没有穿我的鞋，你永远不知道我的脚的感受"。我讲的后面2个例子都很相似。戴安娜把好的方面展现在大家面前，但是在抑郁后死亡成了最好的解脱，抑郁症不治疗的话，她的情绪会恶化，她终极想去做的就是解脱。

刚才王庆其教授讲到抑郁和焦虑的区别的时候，我想起我和患者之间的对话。有的患者问我："医师，我得抑郁症了，你为什么诊断为焦虑症？"还有的患者问我："我是焦虑症，你干嘛诊断为抑郁症？"我跟他们解释，最直接、最简单的分析，就是"抑郁是想死，焦虑是怕死"。是不是焦虑症患者都不会自杀呢？不是的，严重焦虑的时候，如果他承受不了还是会自杀。但是他对死不是追求，而是一种解决方法。"我实在受不了痛苦，所以我才死；如果你让我不痛苦，我不会死。"这是焦虑的一个过程。而抑郁症患者，如果你问他为什么要死，他会告诉你"我就是要死，我已经没有办法了。"

很多心理疾病发生，往往和患者有一个缺憾的童年或他（她）的家庭有很大的关系，这就是基因和环境的相互作用。如果只有这个基因，没有外在环境影响，那么最终真正发病的患者比较少。

例2：艾金森。他是个喜剧演员，可能大家都熟悉。艾金森创作了很多让人们开心的作品,但其实他深受抑郁症的困扰,非常可惜。抑郁症对他的整个人生造成了巨大的困扰,但是他展现在人们面前的、带给大家的都是欢乐。他把欢乐呈现给我们,和他实际的状况有很大的差异,如果现实生活中他也是如此,我们把这种抑郁症叫作"微笑抑郁"。

刚才王庆其教授说了,抑郁症是一个全球性的危机,它可能很快就要成为死亡的第一大类型疾病。2020年将在影响人类健康包括精神负担的疾病中排名第2,预计2030年是排名第1。

很多人都听说过抑郁症,上海老百姓对于抑郁症的了解算是比较多的,但是仍然有相当多的老百姓对抑郁症患者不能够包容,也不能够正确理解这一疾病。但是抑郁确实是一种病。有的人会说:"我这种意志坚定的人是绝对不会得抑郁症的"。但这就好像一个很强硬的人,如果他有比较坚强的心理素质,有很好的遗传因素,在经历过多的打击之后,如果没有超过他的度,那他可以坚持,但一旦超过他的承受极限,就会像瓷器一样,一锤子下去彻底碎了。这种人其实治疗起来可能会更困难。因为,如果一个人平时很坚强,那是因为他把心理压力、遇到的挫折和创伤都抗起来,都藏在内心里。

二、抑郁的表现

抑郁不仅是情绪,还包括了认知障碍和躯体的表现。开始我们不会特别关注认知障碍,尤其是对狭义的认知,但是躯体的表现确实是我们中国的老百姓最关注的。如果某人情绪不好,他可能不太愿意去讲,但如果他身体不好,则是可以讲的。比如某人说"我胃疼请个假"。包括小朋友,如果不愿意去考试,就说"我拉肚子了";不愿意去上学,就说"我头疼了"。我有一个同事的儿子,高中不去读书了,说是因为头疼,其实是他的情绪出了问题。因为他在学校里发生了一点不愉快,去学校的时候紧张中带有一些焦虑,所以他说头疼,这一半是说谎,一半是真的。

抑郁出现躯体表现并不丢人,我们从幼儿园、小学开始就有这种现象,比如食欲变化、睡眠障碍、动作迟缓、主动性下降,这些都可能是抑郁的表现。在中国的文化环境下,我们不太鼓励情绪的表达。在座的很多人比我年轻,我想90后和00后,会相对好一点。虽然我们的文化仍然不太鼓励情绪的表达,但我很鼓励你们去这么做。和英文相比,汉语中描述情绪的形容词少很多,因为我们的情绪的表达相对比较少,那怎么办?在中国的抑郁症患者当中,躯体的表现很丰富。引起抑郁的因素很多，还有很多抽象的事件因素，比如想象的一些客体的丧失，也会引起抑郁；当人在某一方面受挫的时候，就容易抑郁；还有一些本能的愿望没能得到满足的情况，也会引起抑郁。

在需求理论里面，尊重也是一种需求。如果这种基本的需求没有得到满足，也会产生抑郁。还有一些客体关系被破坏，就会产生一些内疚感或罪恶感，因为他感受到自己想要伤害、处罚、毁灭某些客体。比如，有些人跟父母发生争执以后，虽然客观上他这样做了，但其实他主观上并不想这么做。因此，他会内疚，这种内疚的感觉也会产生抑郁。普通的患者会抑郁，但是要强调的是抑郁并不等同于抑郁症。

对于抑郁和抑郁症，我这里谈三个层面的问题：

（1）抑郁情绪。我们每个人都会有抑郁情绪，一般持续几天或几周，肯定不超过2周。我们大多数人，正常情况下，这种抑郁情绪3天就会过去。如果你遇到一些事情，3天过后，你的情绪也许没有完全恢复正常，但是开始从最糟糕好转了，这种现象基本上是正常的。但如果过了3天，你的抑郁情绪一点缓解迹象没有，那么就要当心。

（2）抑郁症状。抑郁症状相对抑郁症来说它的范围更宽泛一些，不一定达到抑郁症的标准，但是抑郁情绪持续时间已经过长了。

（3）抑郁障碍。这是抑郁已经从时间长度、症状严重度等方面都已经达到了诊断标准。另外一个想提到的问题是双相障碍，双相障碍中其中一种临床相就是抑郁发作。这是我听了王庆其教授的讲座以后想跟他探讨的一个东西。刚才王庆其教授讲抑郁症是阴症，如果是这样的话，我觉得双相障碍也包含抑郁。它属于什么症？

我们看抑郁症有哪些表现。其实刚才3个方面基本上都涵盖了，我们这里分得更细一点，比如说失眠、自信心下降、觉得自己一无是处。容易疲劳是身体上的表现。最严重的就是消极的观念、自杀的言行、思维的迟缓、记忆力减退。很多记忆力减退的人去看神经科，说自己脑子不好使，所以到神经科就诊。抑郁症的核心之一是情绪低落。

还有其他一些疾病也有可能是抑郁症，比方说头痛、胸闷心慌、胃肠不适。到我们这里来看的患者中有胃肠不适的特别多。还有肌肉酸痛。这些症状在中老年人身上最常见。这些躯体的症状，几个系统都有，如神经系统、呼吸系统、消化系统、泌尿系统等。

有的人说"你能吃能睡，有什么抑郁症？"少数的抑郁症患者会食欲增加、睡眠增多,甚至体重也增加。即使满足这3种条件,也不要马上排除。虽然抑郁症的典型症状是食欲下降、睡眠减少、体重下降等,但这种食欲增加也是有可能的。

还有人在长期的人际交往中,总是对别人的拒绝过于敏感。别人稍微拒绝他的邀请,他就会觉得很糟糕、很难过。比如跟领导请假,如果被领导拒绝,那他就抑郁了,心想"别人请假可以,我怎么不行呢?"这是和人的认知模式有关的。

重度抑郁的人遇上开心的事情也开心不起来。轻度甚至中度的抑郁症患者,对负性事件有特别大的负性反应,但是对愉快的事情还是可以有一定开心的感觉的,所以不要把这些都轻易否定掉,认为这样有开心感的人都不是抑郁症。

还有一些在生活中比较少见,可能在精神专科医院才能见得到。比如伴有一些精神病症状的抑郁症。这些患者疑心特别重,如果别人刚刚说了一句他不喜欢听的话,他就会想"这个人肯定想方设法害我"。他会有一些猜疑,这些其实属于精神病性症状,在严重的抑郁症患者中可能会出现。还有的患者伴有一些混合特征,比如说少数的抑郁症患者,可能会伴有短期的心境高涨。

这是抑郁症一般情况下的发病过程,双相障碍我就不再详细阐述了。还有个焦虑性抑郁。我们也很关注抑郁和焦虑的共病问题。

焦虑是以担忧和恐惧为主的一组疾病,它不是一个,而是一组,包括惊恐发作、社交焦虑、场所恐惧等。当前国内最新的研究数据显示,焦虑的发病率是4.63%,抑郁症是4.0%,焦虑比抑郁还要多。经常用"杞人忧天"这个成语来说明焦虑。杞人忧天这个故事非常短,后来对这个成语的解释加上了后续的一些理解,我们常用来解释广泛性焦虑。但如果说此人不是一直担忧,而是突然胸闷心慌、惊恐发作,那他就不是广泛性焦虑了。广泛性焦虑的时间特别长,要持续6个多月以上。那个杞人忧天的人,如果他持续这种状态,就可被诊断为广泛性焦虑。假如他担心的时间很短,但是症状很严重,那就是惊恐发作。如果他是反复思考该怎么办才能防止天塌下来,那就可能是强迫症。强迫症也是焦虑谱系障碍的一种。我刚开始做医师的时候,觉得抑郁就是抑郁,焦虑就是焦虑,分得很清楚。随着诊治的患者越来越多,发现这两者的界限越来越不清楚,往往是"你中有我、我中有你",也就是共病率特别高。

而且抑郁和焦虑并存,比单纯的焦虑或单纯的抑郁治疗可能更困难。如果是抑郁伴焦虑,那他的自杀风险更高。抑郁症患者虽然有自杀倾向,但是当抑郁过重的时候,他采取自杀行为的动力也弱,因此往往会延迟。但是如果是抑郁伴焦虑,由于焦虑存在,那他更容易自杀,所以抑郁伴焦虑的自杀风险更高。

三、抑郁症的治疗

最后讲讲怎么治疗。女性是抑郁症的易患病人群。在中国，寻求治疗的抑郁症患者当中，女性的比例更高，这并不是因为男性不容易得病，而是他们更倾向于"硬扛着"。男性一旦病了，那就是大病。很多女性在生理、心理上遭受了一些变化或者是遇到一些挫折，更容易表现出抑郁。另外一个是长期的压力。为什么现在的社会，尤其是大城市的人容易得病呢？主要还是压力大的缘故。这个压力的来源是各种各样的。比如，我们工作人群有来自工作本身的压力、各级发展的压力；学生有学业的压力、父母给的压力、老师给的压力等。现在学生中抑郁症的发病率很高。

我们中国人童年创伤的比例越来越高，大家理解童年创伤可能是打孩子，其实不仅包括这种体罚、虐待。而儿童被忽略，包括情感忽略也是童年创伤。比如当下谈论比较多的"留守儿童"现象。虽然上海这种大城市里面不太有留守儿童的现象，但也有因工作繁忙，孩子完全由老人照看，甚至是保姆照看的现象，这样的孩子也可能产生童年创伤，成年之后患抑郁、焦虑这种心理疾病的概率是非常非常高的。当然还有一个是由疾病导致的抑郁症，即中医说的因病致郁。

那么什么时候我们要警惕了呢？正常情况下我们都有情绪变化，开心、伤心这是很正常的，一般持续3天就慢慢缓解。如果3天以后，3天是大概的说法，不是绝对的，丝毫没有减轻。我说的减轻是指这个刺激源已经停止了，但你还是感觉不好。比如失恋，这个事情结束了，已经处理完了，但你还是不好；或者你经历了重大的财产损失，但几十天过去了，还是存在较为严重的抑郁情绪。通常情况下，事情处理妥当3天以后，抑郁情绪就开始慢慢变淡，但不是说完全消失了。所以如果持续了很长时间，临床指标是2周以上，甚至是恶化，那么最好找专业人士来帮助你。

每年有80万人因抑郁症自杀，这个数字还是前两年统计的。我们国内这个数字可能比较保守。比如有些人是在交通事故中死掉的，其实也有是抑郁症自杀的。他得了抑郁症，跑到马路上自杀，结果被车撞死，最后登记交通事故致死。还有一些是因病致郁，很多是家属不想让外人知道他是自杀，就说他是因心脏病发病而死的，登记的时候就写病故的。

那么当出现下面这些情况的时候，应该引起警惕，说明有自杀风险。这就是谈论自杀。绝大多数自杀的人，在死之前会给他周围的人传递某些信号，表明要死的想法。我们临床碰到一个患者,大概就十八九岁,他在综合医院抢救过的,是因为自杀。当时孩子问,怎么死比较舒服。妈妈就说你小小年纪想什么死啊。妈妈没留意这个细节,结果这小孩第 2 天就自杀了,在网上学来的自杀方法。还有一些人会准备自杀工具,比如开了安眠药。我们临床上对于开安眠药很谨慎。除非你有原来确认的疾病。还有过度关注生死,有绝望感。还有一个是行为的变化,容易忽略,就是突然平静了,原本老说"难过、痛苦、烦得要命",过了一段时间不说了,那就要警惕,为什么突然安静了,是症状没有了还是别的什么原因? 这种突然平静下来,你要特别当心。

我们原来临床上就有一例就是这样的,一位老先生住院治疗,治疗开始时他天天说"我要死了,我要死了",我们反而很谨慎,调整用药后症状慢慢改善。但是有一次他忽然情绪很好,不再说他死的事了,也不再抱怨他孩子。虽然不说,但是我们看他的眼神、细微表情,感觉没有他嘴巴上说得好。就跟护士讲,这个人多留意,可能不一定像他说得那么好。当天中午他说他要请假回家,我说不允许他回家,因为觉得这个人风险很大。结果家属来探视说没关系,会保证他安全,坚持要请假。由于要尊重患者本人和家属的意见,就让他回去了。这种突然的平静是很大的风险。结果他回去自己理了个发,又穿了很好的衣服,就采取了消极的行为。

那么抑郁症是不是可以根治呢? 我觉得现在所有的疾病,医学都没有办法根治,没有一个毛病可以再也不犯。抑郁症是可以治疗的,但没法讲"根治"。为什么现在社会上也好、临床上也好,给人的印象是抑郁症治不好呢? 因为很多人觉得它会反反复复地发作,有了第一次就经常会有第二次。其实很多情况下是由于患者没有按照医师建议去坚持治疗和预防复发。患者用药物治疗有效之后,我们通常建议他维持治疗 1～2 年,至少要 1 年,而且停药的时机很重要。比如这个季节开始服药,症状好了快一年了,情况开始改善,但不能停药,它还是有生物性的特点在。停药的季节、治疗停止的时机很重要。总体上来说,服药依从性不佳、过早停药,是导致抑郁症复发的一个最主要原因。现在临床医师了解了情况之后,往往会提醒患者千万不要自己停药,一定要按照医嘱来治疗。

在治疗的方式上,我今天讲的主要还是偏生物学的,主要是强调药物。但是真正在临床治疗的时候,你会发现心理治疗的作用非常大。张三医生和李四医生的区别在不仅在于用的是什么药。如果是李教授用这个药不是很好,但是你换另一位教授用同样的方子,效果就好。因为他传递的心理信息会有很大的差异。

我遇到很多这样的案例,当跟患者交流的时候,你非常真诚地告诉他一些正确的信息之后，他的信心就回来了。我之前有一个患者是外地来的，在当地已经看了2周多，不到3周，他来的时候其实已经有点效果，然后去找我。他告诉我，他问当地医师这个病能否治好，医师非常严谨说这个不好说，复发率还是很高的。他到我这来，又问我这病是否能好。我正在低头写病历，抬头看了看他，说当然能好。我不是要骗他或者怎么样，我当时是非常真诚地看着他，并告诉他会好。因为他坚决不吃那个药，于是我换了另外一种，其实是相似作用机制的药物。2周之后来复诊，他对我说"你开的药好"。其实是他听了我的话有信心了。

所以信心很重要，信任很重要。当我们有信心的时候，身体的功能可能就起来了，抗抑郁的能力就出来了。否则光有药物，作用可能不好。对于其他的焦虑症，如果心理因素比较多的话，完全靠药物是就更不太可能治愈的。当然现在也从生物学角度在探讨很多的治疗方式，包括物理疗法，现在用磁刺激治疗，最后是电抽搐治疗，现在也在研发一些新药在内的治疗方法，希望未来会有更多的治疗抑郁的策略。

把薪助火

中医药文化与养生

主讲人◎王庆其

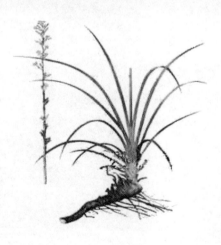

澄心
息虑

主讲人简介

　　王庆其，上海中医药大学终身教授、上海市名中医，享受国务院政府特殊津贴，全国名老中医学术经验传承导师，《辞海》中医学科主编等。培养博士、博士后学术传承人40名。从事中医内科临床（消化系统与心身疾病）及《黄帝内经》教学50余年。担任50余部学术著作的主编、副主编，获上海中医药科技成果一等奖、中华中医药学会科技成果二等奖等。上海市教委中医心理名师工作室主持人。

中医学是中国人的医学，中医学是将中国传统文化与自然科学结合得最好的学科。中华民族的文化博大精深，但是把文化和自然科学相结合得比较完美的，而且至今保存得非常完好的只有中医学。世界上很多国家，包括古希腊、阿拉伯、印度等，都有自己的传统医学，但是到了 21 世纪，这些国家的传统医学，有的被现代医学淹没，有的沦为民间医学，有的只不过是一些小单方、小技术而已，大多没有被纳入到他们国家的重要医疗资源中。而唯有我国的中医学，不仅被列入与西医同等重要的地位，而且成为我们国家防病治病的一个重要方面，而且这几十年来，随着"走出去"战略的实施，中医药已经传播到世界上 140 多个国家和地区。

一、文化的定义

中医学是文化和医学相结合的典范。那么什么是文化呢？

其实在人类的社会活动当中，经济和文化是两个基本形态，共同构成了人类社会不断进步发展的支撑和动力。人类区别于动物的显著标志是：动物只有物质需求而没有精神需求；人除了有物质需求之外，还有精神、道德、理想、智慧等需求，这就形成了我们所讲的文化。因此，有没有文化是区别动物和人类的显著标志。

关于文化的定义，全世界共有 400 多条。我这里列了 4 条比较有代表性的概念。其中我最相信的还是《易经》中的一句话"*观乎人文，以化成天下。*"意思是说观察人文现象，以教化天下，文化从功能上来讲就是以文化人。即以人文精神来教化人，这是从功能上对文化进行定义。胡适先生说文化是一种人的生活方式，这是从文化的形成上讲的。我们中华民族的文化就是中国人的生活方式所凝聚成的文化。从内涵上讲，文化不是一个空洞抽象的词，它最终落实、沉淀为人的人格。比如，看你这个人有没有文化，不是看你是否是大学毕业，是硕士毕业还是博士毕业，这些仅仅是一个文凭，最主要的是看你的人格和言行举止。

习近平总书记讲："*中华文化积淀着中华民族最深沉的精神追求。*"这句话是从文化的职能角度来讲的。

二、中医药文化

中医药也是中华文化的一部分,那什么是中医药文化呢? 尽管学术界对中医药文化的定义仁者见仁,智者见智。但我认为,中医学实际上是中国人的一种生存的技术和方式。中国过去没有西医,人类怎么生存、繁衍呢? 那就一定要与自然和疾病做斗争。中国人几千年来和疾病做斗争,慢慢形成了中医药学。在生存、技术、经验的基础上,中医药上升为文化。因此,中医药文化是中国人生存方式的体现。过去有人反对中医,余秋雨先生讲过一段话:"*如果没有中医,中国人怎么活下来的? 西医传入中国不足 200 年,因此主要还是靠中医药。*"我对中医药文化的内涵是这样理解的:*它是以传统文化为母体,解读中医学对生命、健康、疾病以及生死等问题的价值观念*。现在社会上都在讨论价值观念问题,中医药学的价值观念是什么? 我认为,*中医药学的价值观念实际上就是中医药学在传统文化基础上,对生命、健康、疾病、生死的一种认知*。医学所研究的对象是人,人是生活在自然界中的,是一个自然人,同时又生活在社会中,又是一个社会人。另外,人都是有心理活动的。因此,我们要研究医学,必须要涉及自然、社会、心理。《黄帝内经》就是在自然、社会这样一个背景下来研究人类生命活动的规律以及防治疾病的学问,这就是中医药学。我的老师,国医大师裘沛然先生说"*医学就是人学*。"复旦大学王卫平教授和我的老师持一样的观点,认为*医学就是人学,医学就是研究人的生命现象的学问*,这是真正的中医药文化。

中医药文化,或者中国传统文化这个概念太宽泛了,那么应该从哪里认识中医药学文化呢?

我这里引用北京大学哲学系张岱年教授的一个观点,他说中国传统文化对人类的独特贡献主要有两条:第一条是*以重视自然与人统一的"天人合一"的观念*;钱穆先生也有同样的观点,他认为中国传统文化对世界的最大贡献就是提出了"天人合一"的理念。中国香港中文大学有一个观景台,就在维多利亚海峡旁边,观景台墙上就刻着钱穆先生的"天人合一论"观点。第二条是*以"和"为贵的人际和谐论*。这两条恰恰是《黄帝内经》和中医学最重要的核心理念,它贯穿于中医学理论体系及临床实践。

三、"和"的思想

"和"的思想不是中医学家发明的，而是中国传统文化，是儒家思想的代表性观点。儒家把不偏不倚、过犹不及的态度作为最高道德标准和处事的基本原则与方法，最早提出"和为贵"的思想。"和"的概念也是很宽泛，"和"的思想主要有两个含义：

（1）"和实生物"。《国语》中讲*"和实生物，同则不继"*，什么意思呢？就是说两种不同性质的事物和谐相处在一起能够产生新的事物。《黄帝内经》中有一句很经典的话叫*"阴阳和，故能有子"*。男属阳，女属阴，阳精和阴精相结合，需有一个条件"和"，即和谐地相处在一起。一个男人与一个女人和谐地相处在一起，和谐一定是有感情的，故有子，才可以生儿育女。这就是"和实生物"。两种相同的事物组合在一起，只是数量的叠加，不可能产生新的事物，这一思想是《黄帝内经》和中医学的重要理念。《黄帝内经》认为，人的生命是阳气和阴气相互结合的产物，是父精和母血相互结合的产物。*"两精相搏谓之神"*，阴阳两精结合在一起，产生新的生命，这就是"和实生物"。

（2）"和而不同"。"和"体现的是由不同因素构成的事物多样性的统一。中国人把整个大自然看成一个统一的整体，人是天地万物之一，强调人和自然要保持和谐。中华民族有56个民族，56个民族有56种生活方式和形态，构成了56种文化，最后汇总成为一个整体，即中华民族文化。各个民族可以保持各自的文化特征，同时又融会于大中华一体之中。中药一个方子包含十几味药，每一味药都有不同的特性。我们按照君臣佐使等一定的规律将它们和谐地配伍在一起，使之产生新的功效，最终治好疾病。一场音乐会，无论是东方还是西方的，都有很多种乐器，它们按照一定的音律和谐地组合在一起，产生美妙的音乐。厨师烹饪菜肴，也是将各种各样、不同味道的菜，按照一定的比例组合在一起，才可以烹饪出美味佳肴。这就是"和而不同"。所以中国人真的非常聪明，"和而不同"是人类理性的大智慧，一方面要"和"，一方面不泯灭事物各自的特性。这是使我们中国这么大一个国家可以统一起来的重要理念。因此，所以我觉得这个理念是非常非常伟大的。

那么，"和"的思想渗透到中医学来之后，具体表现在哪些方面？如果从根上了解中医学，就可以马上进入中医学的核心内容，否则总感觉中医学非常神秘。从文化角度来了解中医学，可以缩短对中医学的认知途径和时间，而且可以从根上来把握中医学,发现它不是某些人所讲的伪科学,而恰恰是富有哲理的、代表东方人思维方式的一门学问。那么中医学是怎么"和"的思想来解读我们的生理、病理和疾病防治等问题的?

1. "和"思想关于健康的定义

先看看中医学关于健康的认识,一位西医学者问我:"我们西医对健康是有一个世界标准的,你们中医对健康有没有标准?"我说有,就讲述了《黄帝内经》《灵枢·本藏》的观点,即健康的本质是"和谐",包含三方面内容:第一是"气血和",中医学是讲气血的,气血是构成和维护人体生命的基本物质;第二是"心身和",就是生理和心理的和谐;第三是"天人和",那就是人和自然的和谐。简单来说,健康就是人与自然、心理与生理、气与血的一种和谐状态,这就是我们中医学的标准。而西医的健康标准也是三条:第一条是躯体没有疾病;第二条是精神活动正常;第三条是社会适应的完好状态。这与我们中医学的健康标准有异曲同工之妙。但是中医学的一个"和"字含义更加深刻。西医讲"完好状态",什么叫完好状态呢?人无完人,讲完好状态是没有底的。中医学用"和"字,比完好状态更富有哲理。

2. "和"思想与疾病

疾病就是致病因素作用于人体而破坏了人与自然、心理与生理、气与血的和谐状态,然后产生了表现于躯体和精神方面的种种症状和体征。从西医角度来讲,我们为什么生病呢?那是因为病毒、细菌等生物因素,以及物理和化学的因素。还有一个非常重要的因素,就是精神因素。当今社会,精神压力成为致病的重要因素,心理因素引起的躯体功能的紊乱,以及躯体的器质性病变的病症非常多,占整个疾病发生总量的 1/3~2/3。比如说心血管疾病、脑血管疾病、恶性肿瘤和糖尿病,这几大类疾病都是跟心理因素有关,这些外界和内在的致病因素,作用于人体之后,在中医学看来就是破坏了人与自然、心理与生理、气与血的和谐状态,从而表现为各种各样的症状。中医学治病讲究"辨证论治"。大家可能不太清楚其内涵,我用一句话让大家明白。辨证论治辨什么呢?我认为主要有两方面内容:第一是通过临床表现辨它是什么原因引起的;第二是辨体质,每个人的体质是不同,不同的体质对致病因素的反应不一样。按照西医观念,躯体对致病因素的反应就叫疾病。而中医学更加具体,就是致病因素破坏了三个"和",而导致了种种躯体症状或者是体征,这就是疾病。

3. "和"思想与治疗

治疗就是根据"辨证论治"辨病因和体质,然后做出一个诊断,再确定治疗原则。比如说你经常怕冷，到冬天夜尿很多，腰腿酸软，头晕耳鸣眼花。按照中医学理念，属于肾虚。治疗就要补肾，这是论治。所谓治疗原则就是根据"辨证"的结果，针对人体中的某些不和谐反应，"调其不调""和其不和"。我在跟裘沛然先生学习的时候，他有一次问我："你也学中医四五十年了，你倒说说看，到底什么是中医特色？"我想了一想说："就是我们老百姓经常讲的，中医的特色是调理。"调什么呢？调其不调，你有什么地方不调我帮你调过来，这叫调其不调。国医大师邓铁涛先生曾举过一个例子：比如说一张好的桌子放在地板上很平稳的，有问题后就变得有点不协调，有点摇摆，这个摇摆的原因一定是某一条腿短了或者是长了。中医"辨证论治"，就看哪一条腿摇晃，调其不调。如果说一条腿短了，我们用一个木片垫在那条腿下，就平稳了。针对哪一个地方的不调情况，我将其调理到接近正常状态，使之达到一种和谐状态，可以提高患者的生活指数和质量。例如，对于生了癌症的患者，西医就是三大疗法：手术、放疗和化疗。西医的所有疗法主要是针对局部病灶的，而中医学对癌症的看法是，癌症是局部的病，比如肝癌患者的癌肿生在肝脏，但是局部的病是全身失调在局部的表现。因此，中医学和西医的观念不一样，中医学是要进行整体调整。美国人对肿瘤有一个"种子与土壤学说"：种子就是癌细胞，土壤就是人体。患了肝癌，就是癌细胞落到肝脏这块土壤中生长、发育、繁殖，最后形成一个肿块。西医认为肿瘤是一个局部的病，所以治疗就是把它割掉，然后进行靶向治疗，让它不要扩散和复发。而中医学不一样，中医学认为"邪之所凑，其气必虚"，人之所以得病，是因为正气虚，病邪乘虚而入。首先患者整体是虚的，然后癌症生在局部，局部一定是实的，因为有肿块了，中医学认为是瘀血、癌毒、痰湿等很多毒邪聚集于肝脏。因此，中医学的治疗方法是"扶正祛邪"，中山医院的汤钊猷院士写了一本书，叫《消灭与改造并举》，这位老先生是非常有远见卓识的大医家。消灭就是用手术把肝癌细胞挖掉，靶向治疗，消灭局部病灶；改造什么呢？改造患者的整体，让其增加全身的抵抗能力，这样就不容易复发和转移。因为肝癌患者死亡的主要原因是癌细胞复发和转移导致肝脏功能衰竭，或者是因所波及的脏器衰竭而死亡。中医学的"扶正祛邪"方法是主张先通过手术把肿瘤切除，然后再用扶正的方法调理，提高其抗病能力，希望不让它复发和转移。汤钊猷院士接纳了中医学的观点，他认为中医学的扶正祛邪是有道理的。所谓改造就是整体调理治疗，中医学在这一块很有潜力，中医学治疗肿瘤，一方面帮助患者完成放疗、化疗和手术等治疗过程，既增效又减毒，增效是增加放化疗的作用，减毒是减轻放化疗产生的不良反应；另一方面通过扶正方式，防止癌细胞转移到其他地方。这和美国人的"种子和土壤学说"一点都不矛盾。因此,中国文化和西方文化,治疗手段到了一定层次是可以融合的,因为中西医学的治疗对象是一致的,都是人体,这叫殊途同归。总之,中医学治病的理念肇始于中国传统文化。

4. "和"思想与养生

养生是指在没有病的情况下让人不要生病。对中医学来说,养生最关键的是要维护人与自然的和谐,维护心身的和谐,维护气血的和谐,这是养生的根本目的。这三句话实际上既体现了医学思维,也包含了文化智慧。总之,在中医学中,文化和医学是融会贯通的。《黄帝内经》以及我们中医学的很多理念都是富有哲理。冯友兰先生是北京大学哲学系的名教授,他撰著的《中国哲学史新编》中专门有一节是讲述《黄帝内经》的。中国社会科学院世界宗教研究所的所长、国家图书馆的馆长、哲学家任继愈先生在他编的《中国哲学史》里,专门有一章讲《黄帝内经》,这些书我都看过了,发现原来有些哲学家对中医学的研究比我们搞中医学的还深,所以,如果你要理解中医药学,一定要从根上、从文化角度去了解中医药学,这样才可能理解得透彻,因为中医学与文化是分不开的。

我们回到"和"这一思想上来,中国的哲学智慧集中体现在一个"和"字上,它不仅是中华民族的基本精神和基本特质,也是中国哲学和中国文化的最高价值标准,我们的国家领导人对传统文化也很重视,振兴中华首先是要先振兴中华文化,振兴中医学首先也要振兴中华文化,这句话是非常正确的。国家要和谐,世界要和平,海峡两岸要和解,这都是遵循着传统文化。董仲舒是西汉著名哲学家,他在《春秋繁露·天地阴阳》中讲*"天地之美,莫大于和"*,就是说大自然的万千事物达到最终和谐的状态,这是美的;如果风不调雨不顺,自然灾害很多,那肯定是不美的。《道德经》中讲:*"圣人之道,为而不争""天之道,不争而善胜""夫唯不争,故天下莫能与之争"*。按照中国哲学家的理解,争是矛盾的表层道理,"和"才是矛盾运动的深层本质。人类的智慧和出路在于把握大道,懂得燮理阴阳,调和矛盾,把和谐精神推广于天地之间。习近平总书记的讲话中常常渗透着"和"的思想,他讲世界要和平,不要战争,战争会破坏我们的地球村,最终倒霉的是人类。西方的哲学家罗素认为*"中国至高无上的伦理品质中的一些东西,现代世界极其需要。这些品质当中,我认为和气是第一位的,若能够被世界所采纳,地球上肯定比现在有更多的欢乐和祥和。"*

改革开放以后,党中央提出要让中国文化要走向世界,我们中华民族的传统文化中有很多宝贝,要让世界人民了解和接纳,全世界有那么多的孔子学院,它们教的是什么？就是中国传统文化。

四、"天人合一"

你们也许对"天人合一"的理念有所了解，但可能比较模糊。我从医学的角度来理解这一理念。中国人几千年来一直在思考以下问题：天是怎么形成的？人的生命是怎么形成的？天和人的关系是什么？这些问题被思考了五千多年。因此，中国的传统文化，或者说中国的哲学，说到底就是天人之学。中国传统文化可以概括为天人之学，对此可以引证许多哲学家的话，但在此就不展开了，我只谈谈中医学是怎么体现这一理念的。

1. 中医学文献关于"天人合一"

《黄帝内经》是怎么来认识天人之道的？《黄帝内经》中有一句很精辟的话："**人与天地相参也，与日月相应也**。"即人与自然是统一的整体，人是万物之一。东汉的科学家王充说："**天气变于上，人物应于下**"。我对此体会尤深，上海春夏秋冬四季分明，一旦冬天天气骤冷，第二天到急诊室一看，脑梗、心梗、气管炎、哮喘、发高烧、拉肚子、胃痛的患者人满为患，为什么？因为"天气变于上，人物应于下"，人和自然是不能分开的，这些生病的人就是和自然不能形成和谐状态。对于身体好的人，天气骤冷，加一件衣服就没有问题了，但是对于身体不好的人，加一点衣服也没用，还是会发高烧、哮喘等，这是因为他们不能适应自然环境。这就是我前面讲的，健康三条标准缺一条，即天人不和谐，人不能适应自然环境那就要生病。有一次，我们到云南中甸去旅游，到了中甸，第一天有人呕吐，第二天有人头疼，第三天有人发烧吃不下饭了，这是高原反应。身体好的人什么事都没有，能吃能睡。我们中 1/3 的老头都在旅馆里躺下无法旅游了，这就是天人不和。

《旧唐书·孙思邈传》中有一句话非常精辟，"**善言天者，必质之于人**"。就是说善于讨论大自然的人，一定会联系到人，"**善言人者，亦本之于天**"，研究心理也好，研究医学也好，我们的对象是人。研究人要本之于天，为什么呢？因为人是自然的人，是生活在自然环境中的，人的心理和生理除了和社会因素有关之外，和自然因素也是密切相关的。如果天气好，阳光明媚，风和日丽，人的心情就很愉快，如果雾霾很重，气压很低，那么人就可能感到胸闷、心慌，有的人甚至要气喘，心情就变得非常忧郁和沉闷。这就是"天气变于上，人物应于下"。因此，孙思邈讲得非常对，要研究人的问题，那么研究人的什么问题呢？无非就是心理与生理两个方面。本之于天,研究人不能忽略自然,人是生活在自然中的,而不是生活在真空当中。中医学就是以"天人一体"为理论核心,探讨人体生命活动规律的科学。

2. "天人合一"在中医药中的应用

医学是一门应用科学,是为防病治病服务的,是一门实用性学科。疾病发生的原因,离不开气候的变化,无论是非典(SARS)病毒还是埃博拉病毒,其产生都离不开自然,这些病毒的发生、发展、繁殖是对自然环境适应性变化而产生的变异。因此,要研究抗病毒和抗菌的治疗方法,就一定要研究病毒和自然的关系,人体和自然的关系,疾病发生的机制,说到底就是人不能适应自然环境,或者是受到自然环境中诸多致病因素的侵蚀和影响,导致脏腑气血功能失调,然后产生的种种病态。而疾病的治疗,中医非常强调"因时制宜、因人制宜、因地制宜",其中因地制宜和因时制宜都是关系到自然的,因为气候的变化,直接影响我们人体的生理和心理,比如说,人在冷的环境下,为什么容易受病毒的感染呢? 因为在冷的环境下,人体的抵抗力是下降的。有研究人员做过试验:给两只鸡同时注射结核杆菌,一只鸡养在自然环境下,一只鸡养在寒冷环境下,结果养在自然环境下的鸡没有得肺结核病,但是养在寒冷环境下的鸡得了肺结核病。因为寒冷环境下,鸡的抵抗力下降,结核杆菌就活跃起来,结果鸡就得了结核病。自然环境和人体的健康是息息相关的。《黄帝内经》中的《素问·生气通天论》,就是说人的生气就是阳气,和自然界是相通应的,所谓"天气变于上,人物应于下",除了常见病、多发病以外,季节性的疾病一定是和气候变化有关,妇女的月经也和天体运行、月亮盈亏、潮水涨落有密切关系。有人专门研究《黄帝内经》记载的女人月经和月亮盈亏和潮水涨落之间的关系。这就是"天人合一"的理念在人体生理中的一个具体体现。因此,治病一定要因时制宜、因地制宜。

3. "天人合一"与养生

养生也是如此,根据季节不同要采取不同的方法。《黄帝内经》中《四季调神大论》,讲的就是根据四个季节——春夏秋冬,采取不同的养生方法。比如说在春天,养生应该夜卧早起,早上起来应该锻炼锻炼身体,活动筋骨,保持心情愉快,不要发怒。因为春天是一个多风的季节,容易外感风寒,所以要锻炼身体,增强体质;同时因为肝主春天,春天也是肝病容易发生的季节,大怒容易伤肝,所以要保持心情愉快,不要发怒。因此,中医的防病、治病始终和季节气候、天体运行、日月盈亏是密切相关的。这就是"天人合一"的理念在防病、治病中的体现。医师的处方用药也应该遵循季节性的规律,上海人有冬令进补以及夏天伏贴的做法,就体现了因地制宜、因时制宜的原则。

"和"与"天人合一"两条理念都和我们的防病治病以及养生有密切关系。有些人把养生误解为怕死，其实养生不仅是为了健康长寿，而且体现了人对生命的珍爱和尊重，为什么这样讲呢？《黄帝内经》把养生称为"卫生""护生""摄生"。《黄帝内经》中有一篇叫《素问·宝命全形论》，宝命是什么呢？就是珍惜生命的意思；全形就是保全形体，不要让它受到损伤。其中有一句很重要的话，叫*"天覆地载，万物悉备，莫贵于人"*。即在大千世界、林林总总的万物之中，最尊贵的是人，是人的生命。《黄帝内经·灵枢·玉版》说："*人者，天地之镇也*"。就是说人是万物当中的顶梁柱，是最珍贵的，这是《黄帝内经》体现以人为本的思想。讲以人为本，也包括对生命的尊重，而养生就是体现了这一条，养生不是怕死，不仅是为了健康长寿，更重要的是体现一种哲学理念，体现一种文化，即对生命的尊重。《黄帝内经》中关于养生还有另外一个名词，叫*"治未病"*，什么叫治未病呢？就是说人不要等生了病之后再来防病、治病，应该在没有生病之前让自己不要生病。我在临床上发现很多病治不好，例如高血压、糖尿病、冠心病、恶性肿瘤等，为什么呢？因为过去一些危害人类健康的传染病和感染性疾病，随着医学发展都有办法控制了，而心脑血管疾病、糖尿病和恶性肿瘤等，都和人的行为方式和心理活动有关，没有办法预防，或打预防针加以控制，只能靠养生。为什么国人那么重视养生？因为对于那些治不好的病，一旦患上了，都需要终身治疗，终身服药，不仅给患者带来莫大痛苦，而且给国家增加很大的医疗费用。这些现象说明，对医疗的目的和医学的宗旨要不断反思。反思什么呢？就是要反思医生和医学发展为什么那么"滞后"。因此，我们要改变医学宗旨，把以治病为目的改为以防病为主要目的。这就是《黄帝内经》在 2 500 多年前提出的"治未病"的理念。"治未病"的理念实际上是反映了人类的忧患意识，不要到有病才治。以现在的医疗水平，对于一些病，是没有办法完全治愈的，最好的办法就是在没有得病的时候让自己不要得病。这就是为什么中国人对养生这么热衷的原因。这说明养生已是国人的一种醒悟，也是国家所倡导的，要强调忧患意识。《易经》中提道*"君子安而不忘危，存而不忘亡，治而不忘乱，是以身安而国家可保也"*。可见，无论是《易经》还是《黄帝内经》，中国人对于治身和治国都用的是同一个理念。《黄帝内经》说*"不治已病治未病，不治已乱治未乱"*，这个"乱"就是从国家层面来讲的，一个国家不要到乱了以后才来治理，那样就来不及了。所以领导人经常提醒我们要有忧患意识，人体也需要忧患意识。当没有病的时候，人需要未雨绸缪，特别是 40 岁以后。《黄帝内经》说*"年四十，而阴气自半也"*，就是说 40 岁以后,人开始衰老,妇女要出现鱼尾纹了,男的开始两鬓有点斑白了,肾气逐渐亏虚。《黄帝内经》对人类的观察非常仔细。因此一定要注意养生,要储蓄健康,要投资健康,否则身体就开始走下坡路了,没准还会生病,通常五六十岁是一个生病高峰期。总之,养生要从没有病的时候、从年轻的时候开始,等有病的时候再开始就来不及了。《淮南子》说"**良医者,常治无病之病,故无病。圣人者,常治无患之患,故无患。**"良医是治身的,良相是治国的,治国和治身都应该防患于未然。

孙思邈是中国历史上的养生家和医学家,是唐朝人。有人研究,唐朝人的寿命是 33 岁左右,而孙思邈活到了 140 岁,他是一个养生家。他说"**上医医未病之病,中医医欲病之病,下医医已病之病。**"他把人群分为 3 类:一类是未病,没有生病,身体很好;第二类是欲病,那就是亚健康状态的,有点睡眠不太好、胃口不太好、大便不太通畅、有的时候有点乏力,但是理化的检查结果或者是在临界线,或者是比较正常的。第三类是已病。医师也可以分为上医、中医和下医三等:上等的医师是让患者不要生病,那就是要注意养生;中等的医师是叫即将生病的人不再继续生病,回到健康的轨道上来;下等的医师是治已病的。我们希望自己是上等的医师,希望宣传《黄帝内经》的养生之道。唐朝就有这样的思想,的确是很伟大的,从今天来看,养生也是完全符合我们国情的。

五、个人对养生的见解

1. 基于"天人合一"的顺时养生

什么叫顺时养生?简单来讲就是要按照四季来安排自己的饮食起居,包括精神活动。再说得白一点,就是要有规律地生活。当今社会很多人都是违背自然规律安排自己的饮食起居。比如说看电脑到深夜两点,或者是为工作,或者是打游戏;再比如唱卡拉 OK 到半夜。一个昼夜分 12 个时辰,是一个阴阳消长的过程。很多人吃饭没有规律,睡觉没有规律,工作起居没有规律,这就是当今亚健康状况和很多疾病发生的根本原因。一两个月不要紧,长此以往,生物钟就会紊乱,接下来就是功能紊乱,给病毒、细菌和其他致病因素以可乘之机。比如,先表现为生理功能紊乱,接下来是某一个器官的器质性病变,再接下来就是器官衰竭,最后是死亡。每一个人都可以判断一下,自己现在处于哪一个阶段?是未病、欲病还是已病的状态。因此,养生的第一条就是要根据季节时令,有规律地安排生活。

2. 基于道家"淡泊宁静"的精神养生

养生必先养心，怎么样才能养好自己的心？《黄帝内经》以及历代的医史文献，包括一些其他的综合性著作中都提到过这个问题。我曾经撰写《国医养生名篇鉴赏辞典》，把从春秋战国时期，一直到近代的一些与医学有关的文献中关于养生的内容集结起来，包括《论语》《道德经》中的养生内容，还有历代一些有名的与医学无关的著作中的养生内容，这本书卖得非常好。书中的一个重要理念是，养生要强调淡泊和宁静。诸葛亮讲"非淡泊无以明志，非宁静无以致远"。人要做到这样很不容易，需要控制自己的欲望。人的欲望是把双刃剑，有了欲望就有了需求，有了需求才会去努力工作，社会才会进步；但是一旦欲望超过了现实，超过了个人的承受能力，那就会成为致病因素。人的很多疾病都是因为欲望没有控制好而导致的。因此，中国的传统文化，包括《黄帝内经》等医学著作都强调要控制欲望，要保持淡泊宁静的状态。要淡泊首先要宁静，宁静是心理的宁静，要调控自身的欲望。人是矛盾的动物，欲望不满足他会痛苦，欲望全部满足就会无聊。所以这是一件非常困难的事情，人是最难调控的动物。在临床中，我经常碰到有一些人来看病，他说我睡不着，没有力气，吃饭没有味道，但体检没有问题。他说我什么都有，有洋房有汽车，但就是高兴不起来，没有幸福感。这是因为他缺少精神的寄托。因此，精神方面的养生的重要性超过了所有其他方面养生的重要性。

3. 基于"谨和五味"的饮食养生

《黄帝内经》中提出"饮食有节"，这个"节"有两个含义，一是节制饮食，现在的人常无法节制饮食；二是有节律，要有规律。很多人打游戏、唱卡拉OK，或者忙工作到很晚，到半夜一两点的时候，肚子饿了，吃夜宵了。而这个时候，人的肠胃需要休息，结果你还要吃夜宵，而且吃了以后马上睡觉，然后就出毛病了。如果你的血脂高、血黏度高或者是有一点斑块，血液流畅有问题的话，加上夜宵吃得有点油腻，那么可能一下子就把血管堵住了，第二天早上就起不来了，或者是心绞痛，或者是脑梗、心梗，这在临床上经常碰到的。这里讲的"谨和五味"，用今天的话来讲就是合理饮食，营养均衡，这也是世界卫生组织所倡导的。

4. 基于"动而中节"的运动养生

生命在于运动，但中医学认为应该"动而中节"，就是说这个动也是要适可而止。如果某人心肌缺血，或者有一个血管瘤，那么剧烈运动会让他死得更快。如果老年人骨质疏松了还剧烈地运动，比如爬山、爬楼梯，那么会加速骨关节炎的发生。因此要动而中节，要适可而止。运动中的一条重要原则就是要适可而止。《黄帝内经·素问》叫"**形劳而不倦**",意思是说形体要劳动,要活动,人活的时候要动,动了以后气血就可以流通。但是要形劳而不倦,就是身体要动,但是不能让身体太疲倦。现在有很多疲劳综合征,很多处于亚健康状态的人都属于疲劳综合征,就是因为没有做到动而中节,不管是劳力还是劳心,都要动而中节,所以《黄帝内经》的思想是非常深刻的。

5. "仁者寿"

世界卫生组织对于健康标准的界定中有一条叫道德健康。其实中医早就强调这一点了。孔子就提出"**仁者寿**""**大德必得其寿**"。一个有道德的人容易长寿,一个有仁爱之心的人容易长寿。从心身医学的角度来讲,一个有道德的人,他的内心一定是健康的,是非常阳光的。有人专门调查了百岁以上的上海老人,发现他们有一个共同点,就是心地善良,有一颗仁爱的心,家庭和睦,子女孝顺,邻里关系融洽,在单位工作的时候干群关系、同事关系都处得非常好。这些人心理一定是非常阳光的,用心理学的话来讲,他们都是心理非常健康的人。这种人不会为某种小事纠结。季羡林老先生活到98岁,他有三条养生经验:第一条是吃得少,第二条是基本不动;第三条是不嘀咕,就是心胸开阔。这就是心理健康,有一颗仁爱之心。

六、关于健康的几点感受

第一,一个健康的人往往不重视健康,总想等老了以后再养生,等退休之后再养生。我刚刚讲了,那个时候就来不及了。

第二,糊涂人经常透支健康。有些人是有追求事业的精神,但是对身体是糊涂的,经常为了事业而透支健康,糊涂到身体出现器质性疾病了。复旦大学教师于娟大家都知道吗?她读了硕士再读博士,升了副教授又要升正教授。等到得了癌症,她写了一本书,教导世界上的人要把欲望控制在一定的范围之内,不要为了功名利禄透支了健康,但悔之晚矣,大家应该从中吸取教训。

第三,明白人要学会储蓄健康。有了钱我们会存银行,其实健康也是要储蓄的。《黄帝内经》讲人在40岁以后,身体健康状态就开始走下坡路了,父母给的老本快吃光了,因此要储备一点健康,否则疾病就可能要来了。

第四,聪明人应该积极地投资健康。投资健康不是指买很多的西洋参、冬虫夏草等补品。这个投资的意思是说我们要掌握健康的养生理念,科学、合理、健康地安排我们的生活。"没有健康就没有小康",小康社会的前提就是要国民的人体健康，包括心理健康。没有健康，你就享受不了越来越好的生活。

最后，生命其实是一种自然现象，健康长寿也有自己的自然规律，不是你想长寿就能长寿的。历史上的很多帝王都要去找长生不老药，但世界上哪里有什么长生不老的药？有人统计过，中国封建社会历代皇帝共有 480 多个，活到 80 岁的只有十几个，大多数都活不久的。而现在上海人的期望寿命达到了 82 岁余，中国人的平均期望寿命已经达到了 76 岁余。这说明什么呢？随着我们的生活水平、卫生意识、卫生水准提高之后，养生已成为一种自觉的行为。因此，人不必刻意追求健康长寿，重要的是追求生命的价值和意义。钱学森活到 98 岁，季羡林也是活到 98 岁，他们肯定比我们忙，事业心比我们强，成就也很大。他们不是等在那里活到 98 的，而是一辈子搞事业，有追求，有事业的寄托。因此，在追求生命价值的同时有意无意地做好养生才是上上之策。要从容、淡定、坦然地面对生活，品味人生，乐天知命，以平常之心感受真实的生活，这样才能拥有和谐人生，健康长寿才会不期而临。

总之，养生就是一句话，即养成科学的生活习惯。与大家共勉。